INTRODUCTION

Depuis l'Antiquité, l'attraction que l'Inde exerce sur les étrangers est liée non seulement à ses épices, à ses pierres précieuses, à ses animaux rares, mais aussi, de façon quasi mythique, à ses sages, ses ascètes et ses yogis. Gymnosophistes, « sages nus », tel est le nom que les compagnons d'Alexandre donnèrent à ces hommes étranges (qu'ils fussent jaïns, brahmanistes ou, dans une moindre probabilité, moines bouddhistes puisque ceux-ci doivent porter la robe), capables de contempler le soleil de son lever à son coucher, de se tenir indéfiniment immobiles sur une seule jambe ou d'entrer tout vivants dans les flammes sans une hésitation et sans une plainte. Du reste, dès avant l'expédition du Macédonien dans le bassin de l'Indus (326 av. J.-C.), à l'époque où les Perses achéménides englobaient dans leur empire à la fois cette partie de l'Inde et les territoires hellénisées d'Asie occidentale, quelques contacts intellectuels s'étaient déjà établis entre Grecs et Indiens. Selon Apulée[1], auteur latin du IIe siècle apr. J.-C., Pythagore, après avoir reçu certaines connaissances des prêtres égyptiens, se rendit chez les gymnosophistes de l'Inde qui lui fournirent « l'essentiel de sa philosophie : les disciplines de l'esprit, les exercices du corps, le nombre des parties de l'âme et des phases successives de la vie, les tourments ou les récompenses réservés aux dieux mânes suivant le

1. *Florides,* 15, 11-13.

mérite de chacun » – énumération où l'on peut reconnaître, entre autres, les techniques de yoga et la doctrine du *karman*. Un récit non invraisemblable veut également qu'un sage indien ait visité Socrate à Athènes. La physiologie du *Timée* de Platon, insolite dans la tradition hellénique, s'éclaire quand on la rapproche de la théorie pneumatique et humorale propre à l'*Āyur-veda* et au *haṭha-yoga*. Avec le développement du commerce maritime dans l'océan Indien, au début de l'ère chrétienne, les échanges entre l'Inde (surtout méridionale) et l'empire romain s'amplifièrent. Pour les poètes latins, le Gange continuait à marquer l'extrême limite de l'Orient avant l'océan Sérique, et l'Inde, souvent d'ailleurs confondue avec l'Éthiopie, symbolisait le « bout du monde ». Néanmoins des influences hindouistes et bouddhistes pénétrèrent les milieux néo-platoniciens d'Alexandrie. Certains auteurs chrétiens, plus ou moins orthodoxes, paraissent aussi avoir eu une connaissance assez précise de ces mêmes doctrines (Clément d'Alexandrie, Origène, Basilide, saint Hippolyte, saint Jérôme).

Cependant, malgré ces tentatives de compréhension, ce qui domine tout l'imaginaire occidental dès qu'il est question de l'Inde – et cela presque jusqu'à nos jours – c'est le flou plus encore que le merveilleux. Si Marco Polo relève l'extraordinaire longévité du *chugchi* (yogi), sa non-violence envers les animaux, sa frugalité, son absence de luxure (ce qui ne l'empêche pas au demeurant de le traiter de « cruel » et d'« idolâtre » jusqu'à la « diablerie »), rares, après lui, les visiteurs européens qui n'assimilent pas yogis et fakirs et ne décrivent pas leurs prouesses ascético-magiques sur un même ton, balançant entre l'ironie et la répugnance. Il faudra attendre la fin du XVIIIe siècle et le début du XIXe pour que les premières traductions de certains textes sacrés de l'Inde viennent enfin révéler au public lettré que le yoga n'est pas une simple jonglerie, qu'il peut avoir un contenu philosophique. Mais alors on ira trop loin dans le sens idéalisant. La sentimentalité romantique autant que le besoin de confort intellectuel auront tendance à ramener la « sagesse hindoue » (d'ailleurs plutôt identifiée au vedānta) à un mélange nébuleux de spiritualisme et de panthéisme, ignorant tout des bases physiologiques et énergétiques très concrètes de l'ascèse yogique. Les savants indianistes, quels que fussent leurs mérites, n'avaient aucune connaissance pratique des disciplines qu'ils étudiaient et eussent d'ailleurs cru manquer à l'objectivité scientifique en s'impliquant intérieurement dans leurs recherches. Leur labeur érudit, de toute façon, ne pouvait pas grand-chose contre la fascination du mystère, la soif d'ésotérisme à bon marché que l'on voit poindre dès la seconde moitié du XIXe siècle et qui ne s'est nullement apaisée depuis. Théosophistes, occultistes, amateurs de syncrétisme et d'exotisme mystique, orientalistes de salon s'emparèrent avec avidité de tout ce qui venait de l'Inde, du Tibet, de la Chine pour l'amalgamer à une foule de conceptions hétérogènes, tantôt issues de traditions occidentales plus ou moins déformées, tantôt ouvertement modernes, marquées au coin du scientisme, de l'évolutionnisme, de l'humanitarisme ou de quelque autre « isme » à la mode.

Qu'en est-il aujourd'hui ? Le terme « yoga » est connu, employé quotidiennement un peu partout, souvent de façon impropre (comme d'autres mots sanskrits tels que *karman, nirvāṇa, cakra, guru)*. Nombre de textes fondamentaux se rapportant au yoga ont été traduits et sont même accessibles au grand public. Les manuels de vulgarisation abondent. Des articles de journaux nous vantent les bienfaits du yoga ou, au contraire, nous avertissent de ses dangers, le confondant avec quelque pratique aberrante affublée frauduleusement du même nom et répandue dans telle ou telle secte[1]. Il existe des « professeurs de yoga », des « fédérations de yoga », des « écoles » ou « académies » de yoga décernant des diplômes, des « stages » ou « séminaires » de yoga pour tous les goûts. On le combine avec la danse, la diététique, la psychothérapie, le sport, les arts martiaux, les massages, etc. On aime aussi à le découper en tranches, à le présenter comme une espèce de produit adaptable à chacun, quels que soient son état de santé, sa capacité d'attention et même son intérêt ou son manque d'intérêt pour la recherche spirituelle : yoga pour enfants, yoga pour femmes enceintes, yoga pour troisième âge, pour dépressifs, pour cadres surmenés, pour gens pressés... Le plus regrettable dans cette vogue – qui n'a évidemment pas que des aspects négatifs – est l'esprit réducteur qui s'y manifeste : d'une part on semble ramener tout le yoga à l'une seule de ses nombreuses formes – le *haṭha-yoga* – et d'autre part on limite singulièrement celui-ci lorsqu'on n'y voit qu'une série de « postures » saupoudrée de quelques « respirations » et trouvant son couronnement dans la « relaxation ». Ainsi le yoga, jadis quête de la Délivrance, voie conçue pour mener l'être humain à l'épanouissement de toutes ses potentialités puis au dépassement de son « humanité » même, est-il trop souvent réduit aujourd'hui à une simple gestuelle anxiolytique, un ensemble de recettes « anti-stress » ou un moyen, comme on dit, de « se sentir bien dans sa peau ». La même tendance, rapetissante et hédoniste, s'accentue encore dans la

1. Ce mot a pris une connotation nettement péjorative dans le français actuel, en raison de divers scandales. Lorsque nous l'emploierons au cours de cet ouvrage (par exemple à propos des « sectes śivaïtes »), c'est au sens non dépréciatif d'« école », de « communauté » initiatique adonnée au yoga sous une forme traditionnelle (sinon, dans tous les cas, recommandable).

manière d'aborder la variété de yoga la plus tardivement découverte en Occident, le yoga tantrique, dont on isole certains éléments séduisants ou clinquants sans les rattacher à une vision globale du monde ni à une exigence transformatrice.

Le premier but de ce petit livre est de replacer le yoga dans sa perspective authentique, donc d'abord indienne. Les hommes qui ont élaboré ces techniques à la fois si savantes et si déroutantes, que nous essayons aujourd'hui d'imiter de l'extérieur, échappent à nos classifications habituelles : ni parmi nos philosophes, ni parmi nos théologiens ou mystiques, ni même dans les diverses traditions initiatiques du monde païen ou chrétien, nous ne pouvons trouver leurs véritables équivalents. Et pourtant ils ne relèvent en rien d'une mentalité « primitive » ou prélogique, ils s'enracinent dans une des civilisations les plus intellectualisées et les plus raffinées qui soient. Un effort pour entrer dans leur univers spécifique s'impose donc, avant tout espoir de dégager ce que le yoga pourrait avoir d'universel ou d'encore actuel.

La seconde nécessité, c'est de montrer combien le yoga est à la fois cohérent et multiforme. Il est vrai de dire qu'il n'existe pas un yoga mais *des* yogas, qu'aucune étude, si longue soit-elle, ne saurait embrasser exhaustivement. Mais il n'est pas moins vrai de dire qu'il n'existe qu'*un* yoga si l'on songe au but constant et unique de méthodes si diverses et parfois, en apparence, si contradictoires.

Enfin, au terme de cette brève enquête, on posera au moins la question de l'avenir de cette discipline en Inde et hors de l'Inde. Si le yoga est bien, comme l'écrivait Jacques Masui[1], non seulement une « catégorie tout à

1. Introduction au recueil collectif *Yoga, science de l'homme intégral*, Paris, Les Cahiers du Sud, 1953.

fait particulière à l'Inde » mais « ce que l'Inde a apporté au monde de plus caractéristique »[1] – on peut se demander ce qu'une humanité (Orient et Occident confondus) à la fois aussi ouverte, aussi dispersée et aussi instable que la nôtre sera capable de tirer d'un tel héritage.

1. On pourrait y ajouter l'invention du zéro, expression mathématique du « non-être » métaphysique. En sanskrit, « zéro » se dit *śūnya,* qui signifie le « vide ».

PRONONCIATION DES TERMES SANSKRITS

Voyelles

Le trait horizontal au-dessus de la voyelle indique qu'elle est longue : *ā*, *ī*, *ū*.

u = *ou ;*
e = *é* long, fermé ;
o = *ô* long, fermé ;
ai, *au* = *aï*, *aou ;*
ṛ = *r* roulé suivi d'un *i* très bref.

Consonnes

g = *gu* (dans *guide*) ;
c = *tch*, avec une légère mouillure ;
ch = même son, mais sans mouillure et suivi d'un souffle ;
j = *dj*, avec une mouillure ;
jh = même son, mais sans mouillure et suivi d'un souffle ;
n = se prononce après voyelle et ne nasalise pas la voyelle précédente (*yogin* = yoguinn)
;
ñ = *gn* (dans *digne*) ;
ṭ, *ḍ*, *ṇ* = *t, d, n* du français mais avec la pointe de la langue vers le haut (consonnes rétroflexes) ;
ṅ = nasale gutturale (anglais *being*) ;
ṭh, *ḍh* = *ṭ*, *ḍ*, mais suivi d'une aspiration ;
bh, *ph* = *b*, *p* suivi d'une aspiration ;
s = toujours dur (jamais *z*) ;
ṣ = *ch* ;
ś = *s* mouillé (allemand *ich*) ;
h = aspirée forte en début de mot ou entre voyelles ;
ḥ = aspirée légère à la fin d'un mot ou au début d'un composé ;
ṃ = nasalise la voyelle précédente *(aṃ = an)*.

Chapitre I

PREMIÈRES FORMULATIONS DU YOGA ET YOGAS NON BRAHMANIQUES

Par sa racine sanskrite *yuj* (d'une base indo-européenne *jug*, *jeug*), le mot *yoga* s'apparente au latin *jugum* et *jungere*, au grec *zugôn*, à l'allemand *Joch*, à l'anglais *yoke*, etc. Dans les hymnes védiques[1] cependant, il ne désigne pas proprement le « joug » – la pièce de bois qu'on met sur la tête des bœufs pour les atteler – mais l' « attelage » lui-même, cette action, difficile à une époque où le collier d'épaules n'existe pas, de harnacher et de relier des chevaux fougueux au char de guerre d'un prince ou d'un dieu (Indra, le chef des *deva*, ou Sūrya, le Soleil). Fermement tenus par la main du cocher, les coursiers sont qualifiés de *yukta* ou *suyukta*, « bien attelés ».

Dans les textes en prose du Veda, la signification du terme s'élargit : devient yoga tout effort méthodique, quel que soit le champ de son application. En sanskrit classique, le mot peut se référer à n'importe quelle discipline ou pratique. Néanmoins ce sont surtout les procédés psychophysiologiques qui méritent le

1. Au nombre de 1 028, ils forment la partie la plus ancienne du Veda (le « Savoir »), qui comprend quatre recueils *(saṃhitā)* : *Ṛg-veda* (hymnes), *Yajur-veda* (formules sacrificielles), *Sāma-veda* (mélodies), *Atharva-veda* (incantations). Viennent ensuite, dans l'ordre chronologique, les *brāhmaṇa* (exégèses ritualistes), les *āraṇyaka* (destinés aux anachorètes retirés dans la forêt) et les *upaniṣad* (traités spéculatifs). L'ensemble de ces ouvrages représente la *śruti* ou « audition intérieure directe ». Les autres documents du védisme appartiennent à la *smṛti* ou « tradition mémorisée », simplement humaine : « sciences annexes » comme la grammaire ou « auxiliaires » comme la médecine ; *sūtra* (aphorismes) ; *śāstra* (disciplines codifiées) ; épopées et légendes ; les six *darśana* dont le yoga.

nom de yoga, surtout quand ils se donnent pour fin l'« union de l'être individuel *(jīvātman)* avec le Principe suprême *(Paramātman)* ». Or une telle union ne saurait s'obtenir sans une unification préalable de toutes les facultés physiques, psychiques et intellectuelles de l'être humain. Dès lors on voit que le terme *yoga* connote aussi bien le but que le moyen pour parvenir à ce but. L'homme accompli en yoga (le *yogin* ou *yogī*) est à la fois « uni » (au Principe suprême) et « unifié » en soi-même. Ses énergies rassemblées tirent vers un seul but, comme les chevaux du char de bataille.

I. — Les origines du yoga

Les Aryens qui commencèrent à pénétrer en Inde vers le début du IIe millénaire av. J.-C.[1] connaissaient-ils déjà, du moins pour certains d'entre eux, une forme de yoga, quitte à l'appeler d'un autre nom ? Ou bien trouvèrent-ils sur place, parmi des populations autochtones, les techniques psychosomatiques qu'ils devaient peu à peu intégrer dans leur orthodoxie ? Ce qui nous empêche d'apporter une réponse décisive à ces interrogations, ce n'est pas seulement l'insuffisance actuelle de nos connaissances mais la nature même des choses : le yoga en effet ne fit longtemps l'objet que d'une transmission orale et, même après que Patañjali en eut donné, à l'usage des initiés, un premier « aide-mémoire », l'essentiel de l'enseignement continua de se communiquer de bouche à oreille. On ne doit donc pas trop compter sur des découvertes littéraires ou archéologiques futures pour résoudre ces questions. Chez les anciens Iraniens – frères par la langue, la théologie et la culture des Indo-Aryens – on ne voit pas qu'il ait existé un entraînement du corps et de l'esprit équiva-

1. Cette date est fort approximative et controversée. Certains érudits la veulent plus récente, d'autres beaucoup plus ancienne. Il en est même pour contester, non sans arguments solides, toute idée de « migration » ou d' « invasion » âryenne et pour supposer que la très ancienne civilisation de l'Indus était, non pas « suméro-dravidienne », mais *déjà* védique.

lent au yoga. Mais, d'un autre côté, il n'est nullement démontré que ce dernier soit d'origine extra-âryenne. Les rapprochements qu'on a tenté d'établir avec divers chamanismes du centre et du nord de l'Asie ont une portée limitée ; s'ils suggéraient une influence, ce serait plutôt de l'Inde *vers* et *sur* ces contrées, par l'intermédiaire du bouddhisme tantrique et lamaïque, que l'inverse ; difficile au demeurant de comparer le naturalisme magique de ces traditions (que l'on n'a commencé d'étudier que tardivement alors qu'elles présentaient déjà des signes de dégénérescence) avec la haute ascèse yogique qui vise au contraire à dépasser la Nature et, même sous son aspect tantrique, n'absolutise jamais les « pouvoirs ». Quant à une origine dravidienne du yoga – donc proprement indienne cette fois mais anâryenne – elle a pour elle des arguments plus forts mais ne saurait être affirmée d'autorité. L'hindouisme tout entier résulte d'une synthèse : entre des éléments âryens et non âryens, védiques et non védiques. Il en va sans doute de même du yoga et vouloir le rapporter à une seule source ethnique, sociale ou culturelle aboutit à des réductions fâcheuses.

Ainsi est-on allé peut-être un peu vite dans l'interprétation de certains sceaux de stéatite découverts lors des fouilles de Mohenjo-Daro (Sindh), entreprises dès 1921. On a voulu voir, par exemple, dans un personnage assis, doté d'une coiffure à cornes et entouré de quatre animaux (un éléphant, un buffle, un tigre, un rhinocéros), qui figure sur l'un de ces cachets, l'ancêtre de Śiva (un « proto-Śiva »), maître du bétail *(Paśupati)* mais aussi chasseur farouche et seigneur des *yogin (yogīśvara)* : une telle identification, si elle était assurée, montrerait que ce dieu et la pratique du yoga étaient connus des habitants de l'Inde du Nord dès le IIIe millénaire (avant les migrations âryennes ?). Toutefois bien des détails de cette image, en raison de leur imprécision, ont suscité des analyses différentes. On sait qu'une brillante civilisation urbaine (dite de l'Indus ou de Harappā), comparable mais sous certains aspects supérieure à celle de la Mésopotamie contemporaine, s'est épanouie sur une aire immense – depuis le Pañjāb et la région de Dehli au nord jusqu'à la côte de Mekrān et le Gujarāt au sud – à partir de 2 500 ans environ av. J.-C. (ses origines pourraient même remonter jusqu'au VIIIe millénaire) ; elle se serait éteinte vers le milieu du IIe millénaire, après un long déclin imputable au moins partiellement à des causes écologiques : d'éventuels envahisseurs (pas forcément âryens) n'auraient fait que lui porter le coup de grâce. Cependant de la vie religieuse de ces « Indusiens » on ne sait pas grand-chose et il reste hasardeux – surtout tant que l'on n'aura pas réussi à déchiffrer leur écriture pictographique – d'interpréter en termes protodravidiens ou protohindouistes les quelques faits de culture que l'on croit entrevoir : śivaïsme (?), déesse mère, culte de l'arbre ou du phallus, etc.

II. — Yoga et « tapas »

Un hymne assez souvent cité du *Ṛg-veda* (X, 136) nous dépeint un type d'ascètes chevelus *(keśin)*, « ceinturés de vent » ou vêtus de loques de couleur ocre, amis des dieux qui sont entrés en eux. Ils chevauchent les vents, quittent leur corps, embrassent du regard toutes les formes. Faut-il chercher les précurseurs des *yogin* parmi ces familiers de l'extase que l'Inde semble avoir toujours connus et que la plus ancienne littérature sanskrite évoque sous divers noms (*muni*, *yati*, *vrātya*, *brahmacārin*, etc.) ? Ascètes errants ou sédentaires, solitaires ou groupés en confréries mystérieuses, cultivant les pouvoirs occultes, s'adonnant parfois à l'orgie ou au contraire accomplissant les vœux les plus cruels ou les plus insensés : rester debout un an les bras en l'air ; ou bien assis sans bouger en plein soleil entre quatre feux ; à demi enfoui dans une fourmilière, maintenir une immobilité rigoureuse jusqu'à ce que les oiseaux viennent leur nicher dans la chevelure ; s'imposer des veilles, des jeûnes exténuants, un mutisme absolu pendant des années, sinon toute la vie ; se comporter à l'imitation des vaches ou encore – ce qui nous rapproche davantage du yoga – retenir son souffle jusqu'aux limites du supportable. Toutes ces austérités (et notamment la dernière, déjà très prisée) n'ont en réalité qu'un but, fort éloigné de l'idée chrétienne de « pénitence » : provoquer par l'effort extrême, par la frustration et la torture une chaleur, un embrasement, une brûlure intérieure créatrice qu'on appelle *tapas* – terme technique assez intraduisible mais de première importance dans la tradition indienne, jusqu'à nos jours.

C'est que le *tapas*, loin d'être l'apanage d'individus marginaux, appartient pleinement à l'orthodoxie brahmanique. Il fait partie, avec le sacrifice et la contemplation, de la triple discipline prescrite aux hommes qui – après avoir étudié auprès d'un maître puis mené la vie de chef de famille – ont choisi, au troisième stade de la vie, de se retirer dans la forêt. D'ailleurs, « les dieux eux-mêmes ont gagné leur rang divin par le *tapas* » (*Taittirīya-brāhmaṇa* III, 12, 3). Prajāpati a produit le monde en s'échauffant (*Aitareya-br.* V, 32, 1). Les étoiles naissent de ses pores quand il s'adonne au *tapas* (*Śatapaṭha-br.* X, 4, 4, 2). L'ascète qui pousse cet effort jusqu'à l'incandescence devient visionnaire, acquiert un pouvoir sans borne, incorpore les dieux. Parfois, satisfaits de son épreuve, ceux-ci lui accorderont des privilèges. Mais parfois aussi ils se sentiront menacés dans leur suprématie. Le *tapas* représente bel et bien un sacrifice et le sacrifice, dans la pensée védique, peut tout, c'est l'arme absolue ; c'est le « nombril du monde » (*Ṛg-veda* IV, 7, 6). Au lieu d'offrir aux dieux une flamme visible ou bien quelque substance extérieure (lait, beurre fondu), le *tapasvin* leur fait don de toutes ses fonctions mentales et vitales, à commencer par sa respiration, cette « libation » ininterrompue.

Tapas, yoga : dans la littérature ultérieure, notamment épique, les deux termes seront rapprochés, voire confondus dans le même prestige magique. La « force yogique » *(yogabalam)*, selon le *Mahābhārata* (III, 2,

80 ss), résulte du *tapas*. Par l'une et l'autre technique on parvient aussi bien à fléchir les dieux qu'à les subjuguer. Pourtant, si l'on y regarde de près, *tapas* et yoga ne sont pas équivalents. Le premier vise avant tout un pouvoir, le second tend vers la Délivrance *(mokṣa, mukti)*. Certes le *yogin* peut aussi pratiquer le *tapas* mais le *tapasvin* s'écarte, dès le début de son entreprise, de l'esprit profond du yoga. Il violente la Nature alors que le *yogin* domine celle-ci après s'y être ajusté. On pourrait définir le *tapas* : une sorte de yoga à l'état sauvage, comme on parle de « mystique sauvage » par opposition à la mystique savante ; même énergie mais différemment orientée. En outre, pour pratiquer le *tapas*, il n'est pas vraiment besoin de méthode ni de maître : l'intensité de la volonté suffit. Le yoga au contraire ne se conçoit pas en dehors d'une transmission initiatique, le *guru* sachant seul comment guider et doser les efforts de l'élève.

Le Bouddha condamnera les excès d'ascétisme (après s'y être lui-même livré). La *Bhagavad-gītā* (XVII, 5-6) fustigera pareillement « les hommes qui accomplissent des austérités violentes, non enjointes par les textes sacrés, avec arrogance et égoïsme, poussés par la force de leurs désirs et de leurs passions [...] démoniaques en leurs desseins ». Quant à Patañjali, il conservera le *tapas* comme un des cinq *niyama* (astreintes) qui constituent la deuxième étape du *rāja-yoga* : « Par le *tapas*, produisant la destruction des impuretés, [on obtient] la perfection du corps et des facultés » (*Yoga-sūtra* II, 43).

III. — Le yoga dans les « upaniṣad » védiques

On appelle *upaniṣad* un certain genre de textes ésotériques (en prose ou en vers, souvent en prose mêlée de vers) qui, dans l'ordre de l'explicitation de la sagesse védique, venait en dernier : d'où leur nom *vedānta*, « fin du Veda », au double sens de « conclusion » et de « but ». On voit ici ou là dans ces ouvrages, où le dialogue tient une grande place, un prince ou un noble, une femme ou un homme d'humble extraction l'emporter en force de conviction sur de doctes brahmanes. En effet, si l'enseignement se veut secret, il peut être communiqué à toute personne apte à le comprendre, sans distinction de classe ou de sexe. Désormais la voie du Savoir *(jñāna)* se superpose, sans l'effacer, à la voie des actes rituels *(karman)* qu'avaient glorifiée les textes antérieurs. Le sacrifice des sacrifices devient la Connaissance. Et cette gnose libératrice consiste à prendre conscience de l'identité entre l'âme individuelle (*ātman*, « soi-même ») et le *Brahman*, Esprit universel, Absolu impersonnel, neutre, pas encore conçu en mode théiste : *Tat tvam asi*, « Cela, tu l'es », affirme la *Chāndoyga-upaniṣad* (VI, 8, 7) ; *So'ham*, « Lui, c'est moi », proclame la *Bṛhad-āraṇyaka-up.* (I, 4, 1). Parce qu'il est identique au Principe suprême, l'être vivant est libre par nature ; seule une ignorance fondamentale *(avidyā)* le lie au monde transitoire des noms et des formes ; une fois découverte son identité foncière avec le Tout, il est à jamais délivré. « Celui qui sait ainsi » *(ya evam veda)* est le seul véritable sage et « hors cela, il n'y a rien qui mérite d'être connu » (*Śvetāśvatara-up.* I, 12).

Les plus récents recueils imprimés en Inde donnent le texte de 220 *upaniṣad*. Toutefois il faut distinguer : le nombre symbolique de ces œuvres est 108 ; 12 (ou 15 au plus) d'entre elles sont particulièrement vénérées, qualifiées de « védiques » au regard de leur ancienneté : VIIIe-IIIe siècle av. J.-C. ? Mais, estimant que la source divine ne saurait jamais être tarie, on a continué d'écrire des *upaniṣad* jusqu'au XVIe siècle, voire plus tard. Un groupe important, de date indéterminable, est constitué par une vingtaine d'*upaniṣad* dites du yoga *(yoga-upaniṣad)*. Comme leur esprit est fortement tantrique, nous en résumerons mieux le contenu dans les chapitres VI et VII consacrés à cette famille de yogas. Ici, nous nous bornerons à déceler l'émergence du yoga « classique » dans les *upaniṣad* encore marquées de ritualisme brahmanique, et à observer comment, peu à peu, certaines méthodes yogiques ont été acceptées dans les milieux contemplatifs au moins comme exercices préliminaires de purification.

Dans les deux *upaniṣad* les plus anciennes – antérieures au bouddhisme – le yoga, sans être nommé, affleure déjà : la *Bṛhad-āraṇyaka* contient des rudiments de *prāṇāyāma* ou contrôle du souffle (par ex. I, 5, 23) ; la *Chāndogya* fait une allusion au *pratyāhāra* ou rétraction des sens (VIII, 15) ; on trouve d'autre part dans ce même texte (VIII, 6) des éléments de physiologie occulte qui annoncent le système tantrique : « Il y a cent une *nāḍī* (artères subtiles) au cœur, dont une seule s'élève vers la tête (la *suṣumnā*) ; remontant par elle on va vers l'immortalité. »

Cependant c'est dans une autre *upaniṣad* védique, la *Taittirīya*, que le terme *yoga* semble apparaître pour la première fois dans son acception technique. Le Soi y est décrit (II, 2-6) comme recouvert de cinq « gaines » *(kośa)* ayant toutes la même dimension et s'emboîtant les unes dans les autres ; or l'une de ces enveloppes, constituée d'intellectualité pure *(vijñānamaya)*, ressemble à un homme dont la foi *(śraddhā)* serait la tête, la conformité à l'ordre cosmique *(ṛta)* le côté droit, la véracité *(satya)* le côté gauche, le *yoga* le tronc, la « grandeur jubilante » *(mahas)* le support (littéralement la queue : en fait cet « homme » évoque plutôt un oiseau) ; « le yoga est l'essentiel de sa personne » *(yoga ātmā)*. Expression voisine dans la *Kaṭhaka* (ou *Kaṭha*) : *adhātyatma-yoga*, le « yoga tourné vers le Soi » (I, 2, 12). Cette même *upaniṣad* reprend (III, 3-9) l'image traditionnelle du char (le corps) tiré par des chevaux indisciplinés (les sens) que le cocher (l'intellect) tente de diriger au moyen des rênes (le mental) afin de permettre au maître du véhicule (le Soi) d'atteindre « ce lieu d'où l'on ne naît plus à nouveau ». « On la comprend sous le nom de yoga, cette ferme emprise sur les sens. On devient alors concentré, car le yoga est production (d'un monde intérieur) et résorption (des perceptions extérieures) » (VI, 11 ; trad. L. Renou). Il importe de remarquer que cette science du yoga, ouvrant l'accès à l'immortalité, est dispensée au héros de l'*upaniṣad*, le jeune Naciketas, par le dieu de la Mort en personne, Yama, lors d'une « descente aux enfers » initiatique qui dure trois jours. Naciketas presse Yama de lui révéler le grand secret : l'homme une fois physiquement mort survit-il d'une façon ou d'une autre ? Yama voudrait éluder la question, si difficile que les dieux eux-mêmes hésitaient autrefois là-dessus. Il propose au jeune homme d'innombrables biens terrestres, tous ceux au fond que visaient les sacrifices védiques (troupeaux, richesses, longévité, puissance et gloire) ; il lui fait même miroiter la possession de ravissantes femmes célestes. Naciketas ne se laisse pas tenter et refuse tout. Alors Yama, vaincu, enseigne à Naciketas la doctrine de l'immortalité dans l'*ātman*, qui « ne peut pas être atteint par l'exégèse, ni par l'intellect, ni par beaucoup d'étude » (II, 23). Connaissance suprême (suprarationnelle) et yoga (méthode de domination des sens) entament ici un rapprochement décisif, il est vrai avec une nuance théiste de grâce (le texte est déjà teinté de viṣṇuisme) puisqu'on ajoute : « Celui qu'Il (l'*ātman*) élit peut seul l'atteindre ; cet *ātman* lui dévoile sa nature. »

Cette tendance théiste et même monothéiste (envers Śiva cette fois) s'accentue encore dans la *Śvetāśvatara*, *upaniṣad* composite, renfermant des passages de plusieurs époques. Presque tous les paliers du yoga classique s'y trouvent évoqués : *āsana*, *prāṇāyāma*, *pratyāhāra*, etc., ainsi que les conditions de la pratique, ses résultats et certains phénomènes lumineux qui se manifestent dans la méditation : « Tenant son corps ferme aux trois parties dressées (le dos, la nuque, la tête), faisant entrer dans le cœur les sens et la pensée, un sage avec la barque du *Brahman* traverserait tous les fleuves effrayants. Ayant comprimé les souffles dans le corps, en réglant les mouvements, il faut que vous respiriez par les narines avec un souffle réduit... Qu'on pratique le yoga dans un (lieu) uni et pur, privé de cailloux, de feu et de sable... qui ne déplaise pas à l'œil, protégé du vent... Le brouillard, la fumée, le soleil, le feu, le vent, les insectes phosphorescents, les éclairs, le cristal, la lune sont les aspects préliminaires qui produisent, dans le yoga, la manifestation du *Brahman*... Quand la quintuple qualité du yoga a été produite en surgissant de la terre, de l'eau, du feu, du vent et de l'espace [allusion à des méditations sur les cinq éléments sensibles], il n'y a plus ni maladie, ni vieillesse, ni mort pour celui qui a obtenu un corps fait du feu du yoga. Légèreté, santé, absence de désir, clarté de teint, excellence de voix, agréable odeur, diminution des excrétions, on dit que c'est là le premier effet du yoga » (II, 8-13 ; trad. A. Silburn).

Une autre *upaniṣad*, la Maitri ou *Maitrāyanī* – la plus récente, pense-t-on, des *upaniṣad* anciennes – consacre une bonne partie de son sixième chapitre à l'ascèse yogique. Sur les huit paliers du yoga de Patañjali, trois sont négligés : *yama*, *niyama*, *āsana*. Mais le contrôle du souffle, la rétraction des sens ont leur place ; la concentration est définie ainsi : « Celui qui presse le bout de sa langue contre son palais et maîtrise sa voix, son esprit et son souffle, celui-là voit le *Brahman*, par réflexion *(tarka)* » (VI, 20). La méditation sur la syllabe OṂ (symbole sonore de la Totalité) est hautement recommandée (VI, 3-5, 21-26) ; elle conduit à la Délivrance (VI, 22), donne la vision du *Brahman* et l'immortalité (VI, 24). La *suṣumnā* sert de canal au souffle vital *(prāṇa)* et mène au recueillement profond par lequel on réalise *kevalatva* (l'état inconditionné, qui est celui du *mukta*, de l'être délivré). Une riche tradition de sons mystiques s'affirme déjà : « Quand on se bouche les oreilles à l'aide des pouces, on entend le son de l'éther qui est à l'intérieur du cœur et son apparence revêt sept formes : le son d'une rivière, celui d'une clochette, d'un gobelet de cuivre, d'une roue de char, du coassement d'une grenouille, de la pluie, de la voix d'un homme parlant dans une caverne. (Le *yogin*) après avoir dépassé ce son diversement expérimenté, vient s'établir dans le *Brahman* non manifesté, dans le Son suprême. Là (les sons) deviennent indistincts et indistinguibles, tout comme les parfums variés des fleurs se perdent dans le même miel » (VI, 23). L'*upaniṣad* précise : « C'est parce qu'il (le *yogin*) unit de cette manière le *prāṇa*, la syllabe OṂ et cet univers avec ses innombrables formes [...] que ce processus s'appelle yoga. L'unité du souffle, de la conscience et des sens – suivie de l'annihilation de tous les concepts – voilà ce qu'est le yoga » (VI, 25). Celui qui reste dans l'état de concentration pendant six mois parachève l'union (VI, 28). Mais « que personne n'enseigne cette connaissance tout à fait secrète à celui qui n'est ni fils, ni disciple, ni apaisé. A quelqu'un qui est exclusivement dévoué (à son maître ou à son but spirituel) et qui possède toutes les qualités requises on peut l'enseigner » (VI, 29).

IV. — **Yoga et jaïnisme**

De son vrai nom Vardhamāna (« Celui qui s'accroît toujours »), le sage que l'on appelle *Jina* (le « Vainqueur », d'où la dénomination adjective de *jaina* pour sa doctrine et ses adeptes) ou *Mahāvira* (le « Grand Héros ») naquit dans le sud du Bihār à une date controversée : entre – 599 et – 552. Il mourut à l'âge de 72 ans, sans doute un peu avant le Bouddha (± 560 / ± 480). On ne le considère pas comme le fondateur d'une doctrine nouvelle mais comme un réformateur et le dernier venu d'une lignée de 24 *Jina*, dits *Tīrthaṅkara* (« passeurs de gué », ce gué étant le *dharma*, la voie qui aide les êtres à traverser l'océan du *saṃsāra* pour atteindre l' « autre rive »).

On a souvent relevé les affinités qui existent entre le jaïnisme et le bouddhisme ancien : ces deux hétérodoxies – du point de vue brahmanique – surgissent pareillement au VIe siècle avant notre ère, dans un climat de renouveau spirituel (c'est aussi l'époque de Pythagore en Grèce, de Lao-tseu et de Confucius en

Chine, du dernier Zoroastre en Iran) ; elles émanent de la même région (le nord-est de l'Inde) et du même milieu aristocratique et guerrier – donc non sacerdotal, voire antisacerdotal ; elles rejettent avec une égale énergie l'autorité des Vedas, les sacrifices, l'existence (ou la nécessité) de toute divinité suprême ; religions sans Dieu, elles fondent néanmoins des communautés monastiques, destinées à durer jusqu'à nos jours, et y admettent – dès le début dans le jaïnisme, plus tard et avec plus de réticence dans le bouddhisme – des femmes ; elles s'appuient sur la même doctrine – inconnue dans les hymnes védiques mais esquissée dans les *brāhmaṇa* et les premières *upaniṣad* – du *saṃṣāra,* de la transmigration indéfinie des êtres à travers les cycles de l'existence ; toutes deux cependant opposent à ce devenir désespérant, à ce constat implacable de l'« écoulement » universel une exigence et une possibilité de Délivrance par l'ascèse héroïque, le renoncement radical au monde. Toutes deux sans conteste doivent beaucoup au yoga et, d'une certaine manière, ne s'expliquent pas sans lui.

Ces divers rapprochements étant établis, il importe de ne pas confondre les enseignements du Jina et du Bouddha qui divergent sur des points fondamentaux. En outre, leurs destinées historiques devaient être bien différentes : alors que le bouddhisme s'est profondément transformé depuis vingt-cinq siècles, ne serait-ce qu'en s'adaptant aux nombreux peuples asiatiques qu'il a convertis, le jaïnisme, moins attractif, plus resserré sur ses certitudes, n'a guère essaimé hors de l'Inde et, malgré ses polémiques internes (notamment sa division en deux sectes : les *Digambara,* « vêtus d'espace », et les *Śvetāmbara,* « vêtus de blanc »), a conservé une remarquable fidélité à ses origines jusqu'à présenter un caractère archaïque parfois étonnant. Pourtant, au-delà des clichés, il convient de saluer l'authenticité de cette tradition, dont l'apport à la culture indienne, dans le domaine des arts et des sciences, est considérable, sans commune mesure avec le petit nombre de ses adeptes (moins d'un demi pour cent de la population indienne).

Contrairement à la théorie bouddhique de la « non-substantialité » *(anātmavāda)*, les jaïns soutiennent l'existence d'une monade individuelle et indestructible ; mais, à l'opposé du non-dualisme védântique *(advaitavāda)*, cet *ātman*, pour eux, n'est pas l'unique Réalité. Selon eux, il existe deux sortes de substances *(dravya)* : animées *(jīva)* et inanimées *(ajīva)*. Seules les premières – éternelles, identiques et en nombre indéfini – jouissent à des degrés divers de la conscience d'être et peuvent se libérer. Chaque être humain, chaque animal, chaque plante – voire chaque rocher, source et caillou – est un *jīva*, un *ātman*, absolument pur en son essence mais asservi à la matière *(pudgala)* par son corps. Associé à ce dernier, l'*ātman* perd sa pureté originelle. Il s'ensuit que le corps est l'obstacle majeur à la Délivrance. Par lui, le *karman* – substance extrêmement subtile, résultant des intentions et volitions antérieures de l'être – s'infiltre, telle une fine poussière *(raja)*, et opacifie les perfections infinies de l'*ātman* : on parle même de « teintes » *(leśyā)* qui affectent le *jīva*, suivant la nature de son *karman* (noir, bleu, gris, rouge, jaune ou rose lotus, blanc, en allant du pire au meilleur). Dans ce contexte, toute l'ascèse *jaina* consistera en un décapage forcené, un « blanchissage » de tous les instants pour dissocier le *jīva* du *karman* (ou plutôt des *karman* : on en dénombre jusqu'à 148 variétés), pour l'arracher à cette « glu karmique ». C'est ici que le yoga intervient sous une triple forme : contrôle des activités mentales, verbales et corporelles. On emploie encore l'expression « trois joyaux » *(ratnatraya)* : vision droite *(samyag-darśana)*, connaissance droite *(samyag-jñāna)*, conduite droite *(samyag-cāritra)*. Il faut noter d'ailleurs que, dans cette tradition, le mot *yoga*, en plus de désigner une discipline purificatrice, connote toute action ou vibration produite par le corps, la parole ou la pensée. Or, bien que l'on distingue des activités méritoires, conduisant à des incarnations favorables, et d'autres répréhensibles menant à de mauvaises incarnations, toute activité en soi est nocive puisqu'elle déclenche du *karman* : aussi l'idéal auquel il faut tendre est-il celui d'*ayogin* (celui qui n'a aucune activité).

L'engagement définitif dans la voie *jaina* s'opère à partir de cinq grands vœux *(mahāvrata)* : *ahiṃsā* (non-nuisance), *satya* (renoncement à tout ce qui est faux), *asteya* (refus de s'approprier tout objet non donné), *brahmacarya* (chasteté), *aparigraha* (détachement de toutes les impressions, plaisantes ou déplaisantes, enregistrées par le corps). Il faut un peu insister sur le premier *mahāvrata*, *ahiṃsā*, qui est le vœu par excellence des jaïns, la clé de toute leur éthique et de tout leur comportement. Même s'il est vain de vouloir prouver qu'ils en sont les « inventeurs », on ne peut contester que la façon absolue dont ils ont vécu ce concept de « non-violence » ait beaucoup influencé les autres communautés, depuis l'époque primitive jusqu'à Gandhi. La définition de l'*ahiṃsā* est qu' « on ne doit ni tuer ni commander ni assujettir ni faire souffrir ni attaquer violemment aucune sorte d'être vivant » (*Tattvārtha-sūtra*, IX, 6). Précisons : sous quelque forme que ce soit, geste, pensée ou parole. Un véritable ascète *(sādhu*, fém. *sādhvī)* non seulement s'abstiendra de nourriture carnée mais évitera les œufs, le lait, le beurre, le miel parce qu'il provient du travail des abeilles ; il ne voudra pas même consommer certains végétaux arrachés ou fruits cueillis, se contentant de ceux qui sont tombés de l'arbre. Il ne fera aucune cuisine car le bois ou le charbon utilisés pour le feu contient des êtres vivants (on n'éteint pas un feu non plus : ce serait détruire la vie du feu lui-même). Il ne boira que de l'eau bouillie depuis moins de huit heures (passé cette période, de nouveau des organismes vivants se multiplieraient). Comme la terre aussi fourmille de *jīva*, il marchera toujours pieds nus, réduisant tout mouvement qui pourrait heurter ou blesser plantes et insectes. On connaît l'image de certains jaïns portant un petit voile devant la bouche pour éviter d'avaler des animalcules ou bien balayant délicatement le sol devant leurs pas. On pourrait donner d'autres exemples de cette discipline pointilleuse (le *Niśitha-sūtra* cite jusqu'à deux mille manquements possibles à la règle), non exempte du reste de quelques naïvetés ou contradictions. Jamais peut-être dans l'histoire des hommes un tel respect de la vie d'autrui ne s'est associé à une telle aversion pour son propre corps. Une ancienne règle enjoint aux *sādhu* âgés de se laisser mourir d'inanition par le jeûne *(saṃlekhana)* ; ce rite, fréquent même parmi les laïcs avant le IXe siècle, est encore pratiqué exceptionnellement de nos jours.

Parfois original, parfois calqué sur le yoga de Patañjali, le yoga *jaina* attribue une grande importance au *japa*, la récitation des *mantra* liée au rythme du souffle. La méditation *(dhyāna)* peut s'exercer sur un objet *(ālambana*, par exemple l'image d'un *Tīrthaṅkara)* ou sans objet aucun *(anālambana)*. Elle se pratique volontiers debout, dans une attitude immortalisée par la sculpture et l'iconographie, la *jinamudrā*, aussi appelée *kāyotsarga* (« abandon du corps ») : l'adepte se tient immobile, les talons non joints de sorte que les jambes ne se touchent pas ; les bras pendent légèrement écartés ; le regard fixe l'extrémité du nez. Mais la posture assise *(āsana* ou *sthāna)* est connue aussi et la position étendue autorisée. Le *dhyāna* proprement dit est comparé à l'eau qui lave la souillure des vêtements, au feu qui efface la rouille du fer, au soleil qui sèche la boue du sol (*Dhyānaśāstra*, 97-98). Son but ultime, qui nous rapproche de l'univers védântique, est de « réaliser l'*ātman* par l'*ātman* en l'*ātman* ». Plusieurs traités – dont le *Yogaśāstra* de Hemacandra (1089-1172), un des maîtres de la secte *Śvetāmbara* – décrivent une forme spéciale de méditation *(piṇḍastha-dhyāna)* qui comporte, l'une après l'autre, cinq *dhāraṇā* (élan de fixation sur l'objet donné) : *dhāraṇā* de la terre, du feu, de l'air, de l'eau – soit les quatre éléments de la cosmologie *jaina* – à quoi s'ajoute une cinquième *dhāraṇā*, dite de l'être essentiel *(tattvabhū)* qui, tous ses *karman* consumés, délié de toute matière, se révèle enfin. Ces différents paliers d'intériorisation s'accompagnent de visualisations où des influences tantriques se font jour (lotus situés dans certaines parties du corps, avec un nombre varié de pétales dont chacun porte inscrite une lettre ou une syllabe sanskrite, etc.). On doit sans doute attribuer à la même source tantrique le culte des seize déesses du jaïnisme *(mahāvidya, vidyādevī)* élaboré à l'époque gupta (IVe-VIe s.).

V. — Yoga et bouddhisme

On dit que le prince Siddhārtha Gautama – après avoir abandonné à vingt-neuf ans son palais et sa famille – se mit à l'école de deux maîtres, Arāḍa Kālāma et Udrāka Ramaputra. Le premier enseignait une forme ancienne de sāṃkhya ; le second était un *yogin*. Le futur Bouddha s'est donc ainsi trouvé, dès le début de sa quête, en contact avec deux doctrines qui devaient plus tard faire partie des six « points de vue » orthodoxes *(darśana)* de l'hindouisme et entre lesquelles il existe une affinité évidente, puisqu'on les considère comme les deux faces – l'une théorique, l'autre pratique – du même enseignement. Certes Śākyamuni ne tarda pas à quitter ces deux *guru* afin de poursuivre seul son ascèse dans la forêt. Néanmoins il est possible qu'il ait emprunté au sāṃkhya le mode de raisonnement analytique que l'on décèle dans l'exposé des « quatre nobles vérités » et des « douze conditions » – méthode très différente de la pensée upaniṣadique qui procède par analogies et équivalences – tout comme la certitude que la Libération s'obtient, non par des rites, mais par la connaissance *(prajñā)*. Du yoga il a pu retenir l'idée complémentaire que cette connaissance, pour conduire au *nirvāṇa*, doit être « réalisée » au moyen d'une discipline méditative *(samādhi)*. Mais si l'Éveillé a su tenir le juste milieu entre *gnôsis* et *praxis*, décourageant à la fois la spéculation et l'extase, il n'en est pas toujours allé de même de ses disciples ni des nombreuses écoles qui ont jalonné l'histoire du bouddhisme. Pour s'en tenir à l'« École des Anciens » *(Theravāda)*, nommée souvent « Petit Véhicule » *(Hīnayāna)*, on remarque de bonne heure que ces deux tendances à privilégier soit la compréhension intellectuelle, soit l'expérience yogique se sont affrontées, malgré les efforts de conciliation et de synthèse des maîtres qui estimaient que les deux moyens étaient indispensables pour détruire les deux catégories de « souillures » *(kleśa)*, les erreurs et les passions[1]. Et force est de constater que le Canon pâli, dans son ensemble, reste peu favorable aux *yogin*. Tout en reconnaissant la validité de leurs expériences, les docteurs du « Petit Véhicule » niaient que l'on pût dépasser la dualité uniquement par la méditation. De plus, une autre question les embarrassait : celle des *siddhi* (pâli : *iddhi*) ou pouvoirs supranormaux que l'on acquiert par certaines pratiques méditatives. Ces facultés (ubiquité, lévitation, marche sur l'eau, lecture des pensées d'autrui, souvenir des vies antérieures, etc.) n'ont en soi rien de condamnable ; elles font partie des « hautes sciences » *(abhijñā, abhiñña)* et constituent les signes précieux d'un progrès spirituel. Mais, d'une part, elles peuvent représenter une

1. On lit dans l'*Aṅguttara-nikāya* (III, 355 ; trad. La Vallée-Poussin) : « Les moines *(bhikṣu* ou *bhikku)* qui s'adonnent à l'extase (les *jhāyin*) blâment les moines qui s'attachent à la doctrine (les *dhammayoga*), et réciproquement. Ils doivent au contraire s'estimer les uns les autres : rares en effet les hommes qui passent leur temps en touchant avec leur corps (en expérimentant) l'élément immortel (*amatā dhātu,* c'est-à-dire le *nirvāṇa* ou *nibbāna*) ; rares aussi ceux qui voient la profonde réalité en la pénétrant par la *prajñā* (l'intelligence spéculative). »

tentation de puissance et freiner le moine dans sa marche vers la Libération et, d'autre part, on les rencontre tout aussi développées chez des *yogin* et des magiciens qui ne sont nullement bouddhistes, ce qui risque de créer troubles et confusions parmi les profanes. Aussi dissuadait-on les *bhikku* de cultiver et *a fortiori* d'exhiber ces pouvoirs miraculeux. La même prescription se retrouve du reste dans les traités de yoga, du côté brahmanique (voir chap. III, 6).

Les préliminaires de la méditation bouddhique ressemblent à ceux que préconisent les maîtres hindous : choisir un endroit retiré – dans la forêt, au pied d'un arbre, dans une caverne ou un cimetière ; s'installer dans une posture stable ; régler sa respiration. Cette dernière pratique appelée *ānāpāna* est d'autant plus recommandée que, selon la tradition, c'est en méditant sur le va-et-vient du souffle que le Bouddha est parvenu à l'Éveil : « En inspirant longuement, il (le *bhikku*) comprend à fond cette longue inspiration ; en expirant brièvement, il comprend à fond cette brève expiration. Et il s'exerce à être conscient de toutes ses expirations [...] de toutes ses inspirations ; et il s'exerce à ralentir ses expirations [...] et ses inspirations... » (*Mahā Sattipaṭṭhana Suttanta, Dīgha-nikāya*, 291 sq.) On relèvera le terme « comprendre » qui distingue cet exercice du simple *prāṇāyāma* : ce qui caractérise le yoga bouddhique, c'est cette union intime de la connaissance et de sa réalisation ; son but n'est ni l'extase pour elle-même ni la conquête de pouvoirs magiques mais la vision pénétrante, la perception aiguë de l'inconsistance du monde, de la nature transitoire, insaisissable et douloureuse du composé humain. Et cette hyperlucidité, que l'on ne doit jamais rapporter à un « sujet », s'obtient par une attention impersonnelle et continue à sa propre vie psychophysiologique, un incessant « rappel ». Marcher, porter son bol de nourriture, manger, boire, accomplir ses fonctions naturelles, rester assis, parler, se taire : dans toutes ces activités, si banales soient-elles, il s'agit toujours de maintenir une « compréhension parfaite », la conscience limpide qu'il n'existe qu'un jeu d'actions et de réactions où le « spectateur » ne possède pas plus de réalité que le « spectacle » puisqu'il n'est lui-même qu'un agrégat, une combinaison de phénomènes sans cesse détruits et sans cesse renouvelés. A la limite seule subsiste la vigilance pure, sans « veilleur » ni objet de veille.

La méditation proprement dite, conçue comme un entraînement progressif au vide de la conscience, comporte quatre degrés d'approfondissement *(jhāna*, du sk. *dhyāna)* : 1 / Il importe d'abord de se dégager des cinq entraves (désir sexuel, aversion-colère, paresse de l'esprit et du corps, orgueil-ennui, agitation du doute) ; de ce détachement naissent une clarté et un apaisement encore accompagnés d'activités psychomentales (raisonnement, jugement, etc.) ; 2 / Ces fonctions dialectiques étant suspendues à leur tour, la tranquillité s'installe ; l'esprit simplifié, vidé d'images, s'unifie *(samādhi)*, ce qui suscite un état de ferveur et de félicité ; 3 / Par renoncement à cet état, le méditant atteint une indifférence pleinement consciente ; il goûte la béatitude en son corps, sans pensée discursive et sans manifestation d'excitation joyeuse ; 4 / Alors le *bhikku*, abandonnant tout sentiment d'aise et de malaise, d'euphorie et d'affliction – donc au-delà de tous les contraires – accède à un état absolument neutre et incolore. L'ego trouve ici sa fin – ce que symbolise souvent un arrêt total et spontané de la respiration : on spécifie du reste (*Saṃyutta-nikāya* XXVIII, 1-9) que si, à un quelconque moment de ses contemplations, le pratiquant se disait : « C'est *moi* qui suis sur le point d'atteindre ce *jhāna* » ou encore : « C'est *moi* qui ai maintenant atteint ce *jhāna* » ou encore : « C'est *moi* qui suis en train d'aller au-delà de ce *jhāna* » –, de telles pensées auraient pour résultat immédiat de court-circuiter le processus libérateur et de le ramener au point de départ.

Avec le « Grand Véhicule », le yoga, déjà si important – quoique controversé, comme on l'a vu – va prendre une dimension nouvelle. Un des deux principaux courants mahâyâniques lui devra même son nom : *Yogācāra*, que l'on traduit par « exercice du yoga » mais ce terme désigne en fait toute pratique méditative permettant d'accéder à la carrière de *bodhisattva*[1]. Le plus éminent docteur de cette école (aussi appelée *vijñānavāda*, « qui enseigne la connaissance »), Asaṅga (première moitié du Ve s.) transposera l'ascèse yogique en une dialectique idéaliste aux perspectives illimitées, envisageant la Libération comme la conquête successive de dix-sept « terres » *(bhūmi)* de moins en moins éloignées de l'Esprit absolu. Les choses, selon lui, n'existent que comme opérations de la pensée ; elles sont *vijñaptimātratā* : « notifications sans plus », c'est-à-dire « rien que la pensée » qui les « notifie » ; autrement dit, elles n'existent que dans la connaissance que nous en avons et ce que nous prenons pour un monde extérieur n'est que de l'esprit projeté, non différent en soi des visions que nous avons en rêve ou des créations mentales de la méditation. Le *Hīnayāna* avait déjà recommandé, afin d'aider la concentration, l'usage d'un certain nombre de supports visuels *(kasiṇa)* : fixer son regard sur un disque de couleur parfaitement pure ; sur un vase rond rempli d'eau ; sur une ouverture circulaire pratiquée dans un toit et permettant de voir une zone du ciel ; sur un bâtonnet incandescent, etc. Dans le *Mahāyāna*, ces adjuvants se multiplieront ; des états de conscience favorables seront systématiquement recherchés et cultivés ; à la vigilance qui portait sur le geste quotidien se superposera un travail très construit de visualisation, d'évocation, d'imagination

1. « Celui dont l'esprit *(sattva)* ne pense qu'à l'Éveil *(bodhi)* » : ce terme désigne celui qui a pris la résolution de délivrer, non seulement lui-même, mais tous les êtres vivants de leur ronde interminable dans le *saṃsāra*.

créatrice *(bhāvanā)*, la représentation mentale devant devenir aussi claire et intense qu'une vision réelle jusqu'à engendrer de véritables manifestations « objectives » distinctes de l'hallucination. Dieux et déesses se verront même réintégrés dans la méditation et dans le culte. Ainsi une pure tradition d'Éveil qui avait si sévèrement condamné en ses débuts le théisme et le ritualisme en deviendra-t-elle à son tour surchargée et saturée, comme on peut le constater dans le bouddhisme tardif himâlayen. Si pourtant le « baroque » n'est ici que formel et n'altère pas l'essence de la doctrine, c'est que, à côté de l'enseignement selon lequel tout est création de l'esprit, un autre courant de pensée, depuis le IIe-IIIe siècle, a profondément pénétré et transformé le bouddhisme mahâyânique : la doctrine de la vacuité *(śūnyavāda)*, illustrée par l'école « du Milieu » *(Mādhyamika)*. Selon Nāgārjuna, son plus grand maître, tout est « vide », en ce sens qu'il n'existe aucun concept possible pour exprimer la véritable nature du monde. Il est tout aussi faux d'affirmer soit l'existence des choses, soit leur non-existence, soit les deux à la fois, soit ni l'une ni l'autre. Bien qu'une telle vision entraîne nécessairement une terminologie négative, il serait erroné de parler ici de nihilisme : la vacuité n'est pas le néant et, si les phénomènes n'ont pas de « nature propre », ils possèdent malgré tout une sorte de « réalité » empirique qui les rend utilisables pour la Libération.

C'est en poussant à leur application extrême ces deux logiques – celle de l'universelle relativité, propre aux *Mādhyamika*, et celle de la nature purement psychique du monde extérieur, propre aux *vijñānavādin* – que s'affirmera le bouddhisme tantrique (*Vajrayāna*, « Véhicule du diamant-foudre ») dans lequel les pratiques du *kuṇḍalinī-yoga* hindou – avec leurs riches correspondances alchimiques et érotiques – pourront s'épanouir. Car, au fond, si tout est conscience, qu'importent la profusion des formes, la luxuriance des images, la véhémence des énergies pour un esprit capable de les produire comme de les résorber ?

Chapitre II

LES BASES DOCTRINALES DU YOGA CLASSIQUE : LE « SĀṂKHYA »

Traitant du bouddhisme primitif, nous avons relevé une certaine parenté d'analyse qui existe entre cette discipline et une antique doctrine de l'Inde appelée *sāṃkhya*, « dénombrement » (des stades constitutifs de la Nature) ou, selon une autre interprétation, « discrimination » (de l'Esprit d'avec cette même Nature). Ce terme apparaît déjà dans des *upaniṣad* relativement anciennes *(Kaṭha, Praśna),* ainsi que dans la *Śvetāśvatara* qui expose des opinions sāṃkhya en les colorant de théisme. Certaines sections du *Mahābhārata* – qui fut mis par écrit entre le IIIe siècle avant et le IIIe siècle après notre ère – contiennent de fréquentes allusions au *sāṃkhya-yoga*, ce qui prouve qu'à cette époque, où les *darśana*[1] se fixaient et se codifiaient, les « deux doctrines éternelles », comme les nomme l'épopée, étaient déjà étroitement associées. La *Bhagavad-gītā*, qui consacre tout un chapitre au « yoga du sāṃkhya », nous assure (V, 4-5) : « Seuls les ignorants opposent sāṃkhya et

1. Les *darśana* ne sont pas des systèmes, au sens philosophique occidental du terme, mais des angles de vision sous lesquels tel ou tel groupe de penseurs choisit de considérer le monde. L'orthodoxie brahmanique en reconnaît six, énumérés généralement par couples : d'abord les deux *mīmāṃsā* ou « investigations » (*pūrva,* la « première », ou *mīmāṃsā* tout court, herméneutique du rituel védique, et *uttara,* l' « ultérieure », mieux connue sous le nom de *vedānta*) ; puis le *sāṃkhya-yoga* ; enfin le *nyāya* (logique) et le *vaiśeṣika* (sorte de cosmologie à tendances atomistiques).

yoga, mais non le sage qui est vraiment maître de l'un et assuré du fruit des deux ; le but que touchent les adeptes du sāṃkhya est également atteint par ceux du yoga : sāṃkhya et yoga ne font qu'un ; celui qui voit cela voit juste. » En général on considère donc ces deux *darśana* comme complémentaires, le premier représentant la base spéculative du second. Pour comprendre le yoga l'étude du sāṃkhya reste en tout cas précieuse même si, en tant que philosophie autonome, celui-ci a pratiquement disparu de l'Inde, perdant du terrain, au fil des siècles, devant la pensée védântique.

Le premier exposé du sāṃkhya dit « classique » – c'est-à-dire non upaniṣadique et non épique – se trouve dans une série de 72 distiques, les *Sāṃkhya-kārikā*, écrits par Īśvarakṛṣṇa (date incertaine : entre le Ier et le IVe s.). Ce texte passablement obscur, censé résumer la doctrine du sage Kapila, a fait l'objet, vers le VIe siècle, d'un commentaire pénétrant par un certain Gauḍapāda, distinct du métaphysicien *vedāntin* du même nom. Les *Kārikā* et leur glose « Septante d'or » ont également été traduites en chinois vers le milieu du VIe siècle, sur l'initiative d'un brahmane converti au bouddhisme. Deux autres commentaires autorisés sont ceux de Vācaspatimiśra au IXe siècle et du roi Bhoja au XIe. Le second traité fondamental de l'école, d'inspiration plus moniste et accordant une plus large place à la méthode yogique, s'intitule *Sāṃkhya-sūtra.* Beaucoup plus tardif (XIVe s. ?), il a été commenté notamment par Anirudha (XVe s.) et Vijñānabhikṣu (XVIe s.).

Le sāṃkhya se présente comme un inventaire analytique des principes *(tattva)* qui constituent tout ce qui existe. Ce n'est pas une physique, même qualitative, car c'est plutôt la représentation du monde que le monde objectif qu'il étudie. D'autre part, son « évolutionnisme » n'a rien de commun avec les systèmes modernes connus sous ce nom : *pariṇama* n'est que le développement de ce qui existe en puissance dans la Nature ; ce n'est point une création car rien ne se crée et rien n'est jamais vraiment détruit ; cycliquement – c'est d'ailleurs le point de vue général hindou – l'univers passe du non-manifesté au manifesté puis retourne au non-manifesté.

Autres malentendus fréquents à propos du sāṃkhya : on le qualifie de « dualiste » et d'« athéiste ». Or, en ce qui concerne le premier point, s'il est exact que ce *darśana* pose bien, à la base de sa cosmologie, deux principes aussi éternels l'un que l'autre et irréductibles l'un à l'autre, on ne saurait tout de même parler entre eux d'égalité parfaite. L'Esprit est indépendant de la Nature mais la réciproque n'est pas vraie : toute l'activité de *Prakṛti*, soit dans la production, soit dans la dissolution, n'a de sens que par rapport au *Puruṣa*. Autrement dit, la Nature existe et agit *par* elle-même, pas *pour* elle-même ; sa fonction téléologique est d'œuvrer « pour le bien de l'Esprit » *(puruṣārtha)*, afin que l'Esprit se libère d'elle-même : sacrifice d'autant plus étrange, à première vue, que cet Esprit est déjà libre par essence mais l'ignore.

Quant au prétendu athéisme du sāṃkhya, il faudrait nuancer selon les auteurs. Alors que le traité le plus ancien, celui d'Īśvarakṛṣṇa, ne critique nulle part explicitement l'existence de Dieu, les *Sāṃkhya-sūtra*, de mille ans au moins plus tardifs, notent qu'il n'y a aucune preuve d'une telle existence. Certains commentateurs, sous l'influence du yoga ou de la *Bhagavad-gītā*, s'efforcent au contraire d'introduire dans la doctrine la notion de divinité, tandis que d'autres sont tentés d'expliquer le développement de l'univers par une sorte de devenir autonome, une capacité spontanée d'évolution de la Nature *(svabhāva)*. Mais en réalité il s'agit d'un faux débat parce que le point de vue du sāṃkhya n'est pas et n'a pas à être théologique. Pour lui, Dieu n'est ni existant ni non existant, il est tout simplement – comme dans le bouddhisme ou le jaïnisme – *inutile*.

Tout comme dans le bouddhisme encore, le point de départ du sāṃkhya est la constatation de l'universelle souffrance : « Tout est douleur, tout est éphémère », disait le Bouddha. « Tout est souffrance pour celui qui sait discerner », selon Patañjali (*Y-S* II, 15). Īśvarakṛṣṇa utilise le même terme : *duḥkha*, qui ne signifie pas seulement « tourment, angoisse » mais s'applique aussi bien aux sensations agréables, car elles cesseront tôt ou tard. Pour les *Sāṃkhya-kārikā* (1), la misère existentielle est triple *(duḥkha traya)* : la première provient de soi-même *(ādhyātmika)* et comprend la souffrance psychophysiologique aux innombrables formes (maladies, désunion d'avec ce que l'on aime, union avec ce que l'on n'aime pas, etc.) ; la deuxième est causée par les autres êtres terrestres *(ādhibhautika)*, humains ou animaux ; la troisième d'origine céleste *(ādhidaivika)* est imputable aux éléments atmosphériques. Le but du sāṃkhya, comme du yoga, comme du bouddhisme, est de délivrer l'homme de cette douleur omnipénétrante à laquelle est vouée toute forme de manifestation : en effet même les dieux ne jouissent dans les paradis que d'une félicité provisoire, quoique sur une échelle de temps incomparablement plus grande que la nôtre ; mais, une fois leur bienheureux *karman* épuisé, ils sont de nouveau emportés dans la transmigration. Si pourtant la douleur est universelle, elle n'est pas définitive. Chacune des trois voies affirme qu'il existe une possibilité pour l'homme de s'en affranchir à jamais : le sāṃkhya insiste sur la connaissance discriminative ; le yoga met plutôt l'accent sur l'éradication des pensées ; le bouddhisme, selon les écoles, privilégie l'une des deux méthodes – gnose ou méditation – ou tente de les combiner. Ce qui rapproche les trois doctrines, c'est cette façon pragmatique de regarder la souffrance, d'y trouver une stimulation pour la quête spirituelle ; c'est aussi de reconnaître que la misère de notre vie n'est pas due à un péché originel ou à un châtiment divin mais à l'ignorance *(avidyā)* : ignorance, pour le sāṃkhya et le yoga, de la vraie nature de l'Esprit, que nous confondons avec nos états psychomentaux ; croyance erronée, pour le Bouddha, en une « âme » individuelle ou en une « âme » du monde.

Voyons maintenant la liste des 25 *tattva* selon le sāṃkhya :

1 / La Nature primordiale *(Prakṛti)*.

2 / à 8 / Les sept dérivés *(vikṛti)* de la Nature : l'intellect *(buddhi)*, le facteur d'individuation *(ahaṃkāra)* et les cinq éléments subtils *(tanmātra)*.

9 / à 24 / Les seize modifications *(vikāra)* : les cinq facultés de connaissance *(jñānendriya)*, les cinq facultés d'action *(karmendriya)*, la faculté mentale *(manas)* et les cinq éléments grossiers *(bhūta)*.

25 / *Puruṣa*, l'Esprit absolu.

Il faut remarquer, avant de reprendre ces principes un à un, que le premier cité, *Prakṛti*, est producteur mais non produit (Cause universelle) ; que les sept suivants sont à la fois produits et producteurs d'autres principes (effets et causes par rapport à d'autres effets) ; que les seize *vikāra* sont produits et non producteurs ; que *Puruṣa*, enfin, le vingt-cinquième, n'est ni cause ni effet, ni producteur ni produit (en termes occidentaux : ni créateur ni créé). Et, quoiqu'il soit cité en dernier – pour montrer qu'il se tient totalement en dehors du jeu cosmique – c'est par lui que nous commencerons notre analyse puisque l'unique fonction de la Nature est de délivrer ce « roi captif ».

I. — L'Esprit

« Mâle » primordial, géant cosmique sacrifié dont les parties du monde sont les membres : c'est ainsi qu'apparaît pour la première fois le *Puruṣa* dans un hymne célèbre du *Ṛg-veda* (X, 90). Dans les *upaniṣad* il sera identifié au Soi universel *(Paramātman* ou *Brahman),* à la fois immanent et transcendant, mais surtout inexprimable, sans attribut ni qualité. Cet apophatisme (*neti, neti* : « Il n'est pas ceci, il n'est pas cela ») se retrouve dans la formulation du sāṃkhya. Le *Puruṣa* est sans désir, sans attache, au-delà des sens, de la pensée, du temps, de l'espace, de la causalité ; il est impassible, autonome, isolé *(kevala),* indifférent. On insiste particulièrement sur cette immutabilité de l'Esprit par opposition au dynamisme de la Nature. Non impliqué dans l'action, il la *voit* cependant, « comme un ascète errant voit en passant les travaux agricoles des villageois » (*SK* 19). Quant à lui, le suprême Sujet, le Connaisseur *(jñā* ou *jñātā),* il ne peut jamais devenir objet de vision ou de pensée, étant, comme le dit la *Kena-upaniṣad* (I, 5-6), « celui qu'on ne saurait voir mais par quoi les visions sont vues », « celui que la pensée ne saurait penser mais grâce à quoi la pensée pense ». Cette non-objectivité absolue de l'Esprit est un point essentiel à saisir si l'on veut pénétrer dans la dimension profonde du sāṃkhya – et donc du yoga. Sans doute le psychisme humain, qui ne sait fonctionner qu'en mode duel, a-t-il besoin de mots, d'images et de supports (Dieu étant le suprême « support »). Mais ce ne sont jamais que des « béquilles » qu'il faudra abandonner tôt ou tard si l'on veut accéder à l'Expérience métaphysique véritable, celle par laquelle « le Soi se connaît lui-même par lui-même ».

A la différence du vedānta śaṅkarien, cependant, et de ce que deviendra le yoga sous l'influence de ce dernier, le sāṃkhya soutient que, s'il existe bien une seule Nature, il n'existe pas, numériquement parlant, un seul Esprit : il y a, selon lui, autant de *puruṣa* qu'il y a d'êtres manifestés ; chaque *puruṣa* est une monade complètement isolée des autres, quoique identique en essence à chacune d'elles. Un argument donné en faveur de ce pluralisme, c'est que, s'il existait une Ame universelle et unique, la première âme individuelle qui se serait libérée de l'ignorance aurait entraîné la délivrance de toutes les autres et il n'y aurait plus aujourd'hui dans l'univers ni existence, ni souffrance, ni transmigration : on pourrait même ajouter qu'il n'y aurait plus d'univers du tout puisque celui-ci ne dure et ne « tient » que par l'ignorance métaphysique.

II. — La Nature et ses composantes

Aussi réelle et aussi éternelle que l'Esprit mais, à la différence de lui, productrice et inconsciente, la Nature est appelée *Mūla-Prakṛti* (*Mūla* signifie « racine ») ou, par abréviation, *Prakṛti*, ou encore *Pradhāna*, « ce qui est posé avant toutes choses ». En elle-même on ne perçoit pas cette Substance universelle, puisqu'elle est non manifestée *(avyakta)* ; on ne perçoit que ses effets, l'univers manifesté *(vyakta)*. La relation entre le manifesté et le non-manifesté, à la fois différents et identiques, ressemble à celle qui existe entre un tissu et les fils qui le composent : « Qui voit le tissu voit les fils. »

« Fil », « corde », c'est aussi le sens concret du mot *guṇa* : la Nature possède trois qualités qui lui permettent de se manifester de trois manières différentes. Bien que fondamentalement distinctes, elles sont interdépendantes (comme les trois fils d'un même cordon ou comme la flamme, l'huile et la mèche d'une même lampe). Antérieurement à la manifestation, lorsque *Prakṛti* repose dans son indifférenciation primordiale, les trois *guṇa* demeurent dans un équilibre parfait, se neutralisant l'un l'autre. Mais, au début d'une nouvelle période cosmique, la simple « proximité » de *Puruṣa*, agissant à la manière d'un catalyseur, rompt cet équilibre et met en branle la manifestation[1]. Si l'on adopte un symbolisme géométrique : *sattva* monte, *tamas* descend, *rajas* s'étend horizontalement. Si l'on se réfère à l'activité de la conscience : *sattva* la révèle, *tamas* la limite, *rajas* la stimule. On pourrait encore parler de luminosité, obscurcissement et coloration ; ou bien d'intelligence, masse et énergie motrice. C'est en tout cas une loi des trois *guṇa* qu'aucun n'a le pouvoir d'annihiler les deux autres ; ils se dominent tour à tour, se gênent, se soutiennent, se compensent. « A la racine », c'est-à-dire depuis le règne végétal jusqu'aux animaux, *tamas* surabonde mais sans que *sattva* et *rajas* soient tout à fait absents. « Au milieu », dans la condition humaine, *rajas* l'emporte ; c'est pourquoi nous nous agitons sans cesse, mus par nos passions. « Au sommet », dans le monde des dieux, *sattva* règne, mais d'une manière ni absolue ni définitive. Ainsi, de haut en bas de la manifestation, « de Brahmā jusqu'à la touffe d'herbe » (*SK* 54), observe-t-on une diminution progressive de *sattva* et un accroissement proportionnel de *tamas*. Et dans chaque être humain les trois

1. Les *Sāṃkhya-kārikā* (21) utilisent la parabole du paralytique à l'œil perçant monté sur les épaules de l'aveugle au pied sûr : l'Esprit sans la Nature ne peut avancer dans aucune direction, tandis que la Nature sans l'Esprit est incapable de trouver son chemin. Leur coopération s'avère donc nécessaire pour développer l'univers.

« couleurs » (noir, rouge, blanc) s'interpénètrent, donnant des types psychologiques variés. Quant au travail yogique, il consiste généralement à surmonter d'abord la torpeur *(tamas)* au moyen du dynamisme passionnel *(rajas)* puis à épurer, à canaliser, à transmuter ce dernier en *sattva* (état de l'être pur, lumière).

III. — Les productions de la Nature

La première production de la Nature, lorsqu'on l'envisage sous son aspect cosmique, est appelée *mahat*, le « grand ». Ce principe est d'ordre universel, informel, coextensif à la manifestation tout entière. Sous son aspect microcosmique, on le nomme plutôt *buddhi*, l'intellect. C'est grâce à cette faculté « sâttvique » qu'il devient possible de trancher un jour le lien magique entre la Nature et l'Esprit, de séparer ce qui vient de l'une et ce qui appartient de toute éternité à l'autre. L'illumination en effet est avant tout récognition *(pratyabhijñā)* : dès l'instant où l'intellect reconnaît la nature non conditionnée du *Puruṣa*, le but est atteint. De même qu'une fleur se reflète dans un cristal, la *buddhi* reflète le *Puruṣa* (*Yoga-sūtra* I, 41). Mais seul un enfant peut attribuer au cristal les qualités de la fleur. Quand la fleur bouge, son image bouge dans le cristal, bien que celui-ci reste immobile. Si la fleur est rouge, le cristal laissera voir du rouge par transparence, sans lui-même devenir rouge pour autant. Ainsi, à aucun moment, le *Puruṣa* ne cesse d'être lui-même, quels que soient les jeux de la Nature devant lui : « L'Esprit n'est ni lié, ni libéré, ni transmigrant ; c'est la Nature qui, sous des aspects divers, transmigre, est liée ou libérée » (*SK* 62).

La seconde production de *Prakṛti* est *ahaṃkāra*, qui a pour effet d'individualiser l'intellect. C'est à ce stade qu'apparaît l'erreur fondamentale : la confusion de la Nature et de l'Esprit. L'*ahaṃkāra* introduit la croyance que « je » suis « celui qui agit » *(kartṛ)*, « celui qui éprouve l'expérience » *(bhoktṛ)*. A ce sujet fictif – ou du moins d'une réalité usurpée – s'oppose désormais un monde d'objets « extérieurs ». La conscience-témoin du *Puruṣa* étant oubliée, le « moi » colle aux expériences, prend sans cesse la forme de l'activité dans laquelle il est engagé ou du sentiment qui le traverse.

A partir du principe d'individuation, le processus évolutif bifurque. Du premier courant, dominé par *sattva*, vont émaner les onze facultés *(indriya)* composant le monde subjectif : *a)* cinq organes ou facultés – suivant qu'on les envisage corporellement ou psychiquement – de connaissance *(jñānendriya* ou *buddhīndriya)* : les oreilles ou l'ouïe, la peau ou le toucher, les yeux ou la vue, la langue ou le goût, le nez ou l'odorat ; *b)* cinq organes ou facultés d'action *(karmendriya)* : la voix ou la parole, les mains ou la préhension, les pieds ou la locomotion, l'anus ou l'excrétion, le sexe ou la génération[1] ; *c)* le *manas*, la pensée individuelle qui coordonne et dirige aussi bien les facultés de connaissance que les facultés d'action. Ce « mental » forme, conjointement avec la notion du moi *(ahaṃkāra)* et l'intellect *(buddhi)*, l'« organe interne » *(antaḥkaraṇa)*, par opposition aux dix premiers *indriya* qui constituent les « sens externes ».

Ces treize « instruments psychiques » (trois internes et dix externes) sont identifiés à trois sentinelles et à dix portes gardant la citadelle de l'être humain : les cinq sens correspondent aux portes d'entrée, les cinq facultés d'action aux portes de sortie. « Tout homme,

1. Si l'ordre de développement des *jñānendriya* fait l'unanimité des écoles, on observe des variations sensibles dans la hiérarchie des *karmendriya*, ce qui modifie aussi leurs correspondances avec les *tanmātra* et les *bhūta*. Ainsi le *vedānta* donne généralement la liste : voix, pieds, mains, sexe, anus ; le *Śatcakranirūpana*, texte tantrique fameux, préfère : voix, sexe, anus, mains, pieds.

écrit Vācaspati (*Tattva-kaumadi*, 23), utilise d'abord ses sens extérieurs ; puis il considère (avec le *manas*) ; ensuite il fait l'application individuelle, en référant les objets à lui-même (avec l'*ahaṃkāra*) ; enfin il détermine (décide ce qu'il doit faire, avec *buddhi*). »

Du second courant, régi par *tamas*, vont procéder les cinq *tanmātra* ou essences élémentaires, désignées par les noms des qualités sensibles, quoique ces qualités ne soient encore ici qu'à l'état principiel : auditive, tangible, visible (avec le double sens de forme et de couleur), sapide, olfactive. De ces cinq éléments subtils dérivent les cinq éléments proprement dits *(bhūta)* qui, en combinant leurs atomes dans des proportions variées, serviront à former tout l'univers objectif : l'éther, l'air, le feu, l'eau, la terre.

Le schéma que nous venons de résumer offre un grand intérêt dans la pratique du yoga : intérêt « horizontal » en ce qu'il permet, par les correspondances qu'il établit entre différents « couloirs » de la réalité, de multiples méditations ; mais surtout intérêt « vertical » dans la mesure où les *tattva* sont reconvertibles l'un dans l'autre, selon un sens inverse à leur émanation. Il s'agit d'ailleurs d'un processus naturel : ce que *Prakṛti* a « déroulé » dans un certain ordre, elle l' « enroule » dans l'ordre contraire, que ce soit à la fin d'une ère cosmique ou d'une vie individuelle. Mais il s'agit là de « morts » passives, non conscientes, tandis que, dans cette sorte de « mort active » que représente l'initiation, le *yogin* remonte à contre-courant, volontairement et consciemment, les étapes de la manifestation jusqu'à résorber sa personnalité (son *ātman*) dans l'Absolu non manifesté. Une forme spécifique de yoga, le *laya-yoga* (yoga de la dissolution), est même consacrée à cette méthode (voir chap. VI, 4).

Nous devons maintenant compléter l'inventaire des 25 *tattva* par quelques notions concernant le corps subtil, la transmigration et la Délivrance, sans lesquelles le but du sāṃkhya comme du yoga resterait incompréhensible.

IV. — Corps transmigrant et Délivrance

Quand on parle de transmigration, on ne se demande pas toujours ce qui, de fait, transmigre. Ce n'est assurément pas le *puruṣa* ou *ātman*, le principe spirituel, puisqu'il ne saurait admettre aucun changement de lieu ni modification : il ne va ni ne vient, il ne naît ni ne meurt. Ce ne sont évidemment pas non plus les éléments corporels qui, se décomposant à la mort, retournent aux *bhūta* correspondants avant de servir à former de nouveaux organismes. Ce qui transmigre, c'est le corps subtil *(liṅgadeha* ou *liṅgaśarīra)* composé par l'« organe interne » *(antaḥkaraṇa)*, les dix *indriya* et les cinq *tanmātra.* Ce corps subtil est appelé *liṅga*, « signe », parce qu'il contient les caractères spécifiques par lesquels les différentes âmes peuvent être distinguées. A la mort du corps grossier, le *liṅga* abandonne celui-ci et, après un temps plus ou moins long, en revêt un autre. « Exactement comme un acteur retiré dans la coulisse en surgit sous la forme tantôt d'un dieu, tantôt d'un homme et tantôt d'un bouffon – écrit Gauḍapāda dans son commentaire aux *Sāṃkhya-kārikā* (42) – ainsi le corps subtil [...] s'introduit dans une matrice et en surgit sous la forme d'un éléphant, d'une femme ou d'un homme. » Ce sont là des images à valeur plus ou moins symbolique. Ce qu'il importe de comprendre, c'est le rôle relativement stable que joue le *liṅga* par rapport aux différents corps qui se succèdent à travers des existences multiples. La *kārikā* 41 compare ce rôle à celui du mur servant de support à une fresque : sans ce mur la fresque ne pourrait subsister. Pourtant il faudrait se garder de réduire le *saṃsāra* à une simple « réincarnation », au sens littéral et populaire du terme. Gauḍapāda nous dit du corps subtil qu'il « transmigre dans les trois mondes, à la façon d'une fourmi sur le corps de Śiva » (commentaire à *K* 40). Ces « trois mondes » sont la Terre, l'Atmosphère et le Ciel, « lieux » respectifs de la manifestation grossière (la seule donc où il puisse y avoir réincarnation), de la manifestation subtile (laquelle comprend des êtres extrêmement divers, tous de nature psychique, les uns supérieurs, les autres inférieurs à l'homme) et de la manifestation informelle (où vivent plusieurs espèces de dieux). On voit combien l'horizon est large et la doctrine complexe. Dans certaines écoles – bouddhistes notamment – elle n'implique même pas l'existence d'un « moi » permanent, qui passerait d'un habitacle à un autre : il y a bien transmigration mais, paradoxalement, pas d'individu qui transmigre ; la seule continuité reconnue est celle de la vie, force avide, aveugle, soif insatiable.

Selon le sāṃkhya et les doctrines hindoues en général, le *liṅga* garde en lui toutes les traces des expériences passées et ne se dissout qu'au moment de la Délivrance ; tant qu'il n'a pas atteint celle-ci, il perdure sous d'innombrables masques ; il connaît un repos à la fin d'une période cosmique *(pralaya)* mais, dès que la manifestation est renouvelée, il reprend son errance. Le caractère dont est pourvu un individu au moment où il entre dans une nouvelle forme, la « destinée » qui sera la sienne dépendent de la façon dont ses actes antérieurs *(karman)* ont plus ou moins tendu à promouvoir ou à entraver l'action de tel ou tel *guṇa*. C'est ce faisceau dynamique de tendances enregistré dans le corps subtil qui va devenir la force directrice de sa nouvelle vie. Nulle trace de moralisme ni de sentimentalité dans ce système où les dieux n'interviennent ni pour récompenser, ni pour punir, ni pour sauver (eux-mêmes sont du reste soumis au *karman*). Sans libre arbitre mais sans contrainte divine non plus, les êtres s'orientent d'eux-mêmes vers les mondes qui leur correspondent qualitativement, à un moment donné de leur évolution : mondes célestes ou démoniaques, terres intermédiaires de lutte et de recherche, matrices animales ou espèces végétales. La forme n'est ici que l'expression, la « signature » d'un état de conscience. Aucun événement n'est jamais fortuit ni insignifiant puisqu'il résulte toujours d'un passé et contient déjà les germes d'un futur. Il n'y a jamais lieu de se plaindre puisque nous récoltons sans cesse ce que nous avons semé. Mais, d'un autre côté, l'aspiration est naturelle chez l'homme, même si elle se heurte à bien des résistances, d'échapper un jour à ce cycle ininterrompu des renaissances qui n'est au fond que la conséquence du cycle ininterrompu de ses désirs et de ses pensées. Le besoin de paix est en nous, sinon aussi impérieux, du moins aussi profond que la soif de vivre. Nous cherchons à durer dans le temps mais, plus encore peut-être, nous voudrions sortir du temps, retrouver la totale indépendance du *Puruṣa* originel.

Nous reviendrons sur les différentes voies qu'a tracées le yoga pour rejoindre cet état suprême. En ce qui concerne le sāṃkhya, il ne fait aucune confiance aux actes, bons ou mauvais : les premiers mènent aux cieux, les seconds à des renaissances inférieures, mais ni les uns ni les autres n'ouvrent l'accès à la Délivrance. Il faut couper l'action à la racine, transcender non seulement le mal mais le bien, cesser d'être complice du spectacle, plaisant ou dramatique, que la Nature donne à l'Esprit. Ayant accompli son rôle (de mystificatrice et de révélatrice à la fois), la *Prakṛti* se retire et disparaît, « comme une danseuse s'arrête de danser après s'être montrée sur la scène » (*SK* 59 ; *SS* 69). Car nous dit encore la *kārikā* 61, « il n'est rien de plus pudique (ou de plus sensible) que la Nature ; dès qu'elle s'est dit : “Je suis vue (reconnue)”, elle ne s'expose plus jamais aux regards de l'Esprit. »

Cette rupture du lien entre *Puruṣa* et *Prakṛti*, quoique absolue et sans retour, n'entraîne pas nécessairement la mort du corps physique. Certes la Délivrance est acquise mais le *jīvan-mukta* (« délivré vivant ») doit subsister le temps d'avoir « brûlé » les résidus de son *prārabdha-karman* (le *karman* qui a déjà commencé à fructifier et qui est la cause directe de son actuelle incarnation). Une image fréquemment donnée (*SK* 67 ; *SS* III, 82) est celle de la roue du potier qui continue de tourner un certain temps à cause de l'élan acquis, alors même que l'artisan, ayant achevé sa cruche, n'entretient plus le mouvement. Śaṅkarācārya comparera aussi ce *prārabdha-karman* – dont les effets sont inéluctables, même s'ils n'affectent plus intérieurement le sage – à la flèche lancée par un chasseur. Celui-ci « a cru tirer sur un tigre ; c'est sur une vache qu'il l'a fait ! Il reconnaît trop tard sa méprise ; il ne peut arrêter la flèche ; elle vole au but et le transperce de part en part[1] ». En revanche, les deux autres sortes de *karman* (*saṃcita* : accumulé pendant les existences antérieures ; et *āgāmi* : non encore venu à maturité) sont totalement réduits en cendres par le feu de la Connaissance[2]. Enfin, à la mort, le sage abandonne à jamais ses corps grossier et subtil, « il réalise l'isolement libérateur *(kaivalya)* qui est à la fois total et définitif » (*SK* 68).

1. *Vivekacūḍamaṇi* (« le Plus Beau Fleuron de la Discrimination ») 451-452. Comme dans le chap. IV, 3, nous utilisons la traduction de Marcel Sauton (voir Bibliographie).

2. Selon certains textes qui font songer à la science-fiction, le *yogin* peut même créer tous les corps nécessaires pour s'acquitter de ses vieilles « dettes » karmiques. Chacun de ces corps a un esprit propre appelé *nirmāṇa-citta* ou « esprit artificiel ». A la différence des corps et des esprits « naturels », ordinaires, ces « androïdes » sont parfaitement méthodiques et efficaces dans tous leurs actes. La conscience du *yogin* contrôle leurs différentes opérations. Dès que l'automate, qui a une mission déterminée, une portion particulière de *karman* à épuiser, a rempli son rôle, le *yogin* retire de lui sa conscience : l'individu artificiel meurt d'une mort subite, sans laisser de résidus karmiques.

Chapitre III

LE YOGA DE PATAÑJALI OU « YOGA ROYAL »

Le plus ancien traité méthodique de yoga que nous possédions est dû à Patañjali qui, selon certains érudits, vécut au IVe, IIIe ou IIe siècle avant notre ère et, selon d'autres, beaucoup plus tard (IIe, IIIe ou même Ve s. apr. J.-C.). Une tradition veut que ce sage soit également l'auteur du « Grand Commentaire » *(Mahābhāṣya)* sur la grammaire de Pāṇini et du fameux traité de médecine âyurvédique *Carakasaṃhitā.* Même si elle relève de la légende, cette triple attribution n'est pas sans signification quand on sait que la médecine, le yoga (médecine de la pensée) et la grammaire (« ascèse des ascèses », guérissant les « impuretés de la parole ») sont fréquemment associés chez les penseurs hindous anciens. Quant à la forme de yoga qui porte son nom *(Patañjala-yoga)* et que l'on qualifia plus tard de « yoga royal » *(rāja-yoga)* – pour marquer sa prééminence sur tous les autres –, il est bien évident que Patañjali ne l'a pas « inventée » ; il n'a fait que coordonner et codifier un ensemble traditionnel de techniques ascétiques et contemplatives, en les intégrant dans la philosophie du sāṃkhya et en donnant à celle-ci une application spirituelle pratique.

Comme d'autres textes de base des *darśana,* celui de Patañjali se présente comme une suite de sentences très condensées : des *sūtra* (littéralement « fils »). Ces formules elliptiques s'apprenaient par cœur et les explications fournies par le maître pouvaient seules en compenser l'extrême concision. Pour ce qui est des *Yoga-sūtra,* plusieurs commentaires écrits de grande valeur nous sont parvenus qui en rendent la compréhension moins ardue : c'est d'abord, presque inséparable du texte original, le *Yoga-bhāṣya* (« Commentaire du yoga ») de Vyāsa (Ve s. ?), puis la glose de Vācaspatimiśra (IXe s.), *Yoga-tattva-vaiśāradī* (« Traité expert des principes du yoga »). Le roi Bhoja (1018-

1060) est l'auteur du *Rāja-mārtanda* («Soleil royal») et Rāmānanda Sarasvatī (début XVIIe s.) de la *Maṇi-prabhā* («Luminosité du joyau»). Enfin Vijñānabhikṣu (XVIe s.) a commenté de manière remarquable, dans son *Yoga-vārttika* («Étude méthodique du yoga»), le *Yoga-bhāṣya* de Vyāsa.

Les 196 aphorismes de Patañjali sont répartis en quatre sections : la première expose la nature et le but du *samādhi* ; la deuxième s'occupe de la pratique *(sādhana)* et des moyens pour atteindre ce but ; la troisième est consacrée aux pouvoirs supranormaux *(vibhūti)* ; la quatrième enfin traite de l'isolement libérateur *(kaivalya)*, stade ultime de la réalisation yogique comme de la voie du sāṃkhya.

Tout au long des *Yoga-sūtra*, le terme *yoga* a moins le sens d'«union», comme on a pu le voir ailleurs, que celui d'effort ordonné pour atteindre la Délivrance, par le contrôle des différents éléments psychosomatiques de la nature humaine. Bhoja dira aussi : «séparation *(viyoga)* entre l'esprit *(Puruṣa)* et la Nature *(Prakṛti)*». On reconnaît là le langage et le but même du sāṃkhya. Pourtant, outre une psychologie plus poussée et une touche théiste sur laquelle nous reviendrons, il existe un «style» propre au *rāja-yoga* qui ne permet pas de le confondre avec le *darśana* de Kapila : c'est une certaine confiance héroïque dans la possibilité qu'a l'individu qualifié de réaliser la Délivrance par une participation énergique de tout son être, corps et esprit compris. La connaissance que prônent les *Yoga-sūtra* n'est pas purement intellectuelle comme celle du sāṃkhya, mais expérimentale et transformatrice.

I. — La structure psychique

«Le yoga est l'arrêt des modifications mentales» *(Yogaḥ citta-vṛtti-nirodhaḥ)*, écrit Patañjali (*YS* I, 2). Entendons par «arrêt» : suspension, immobilisation ; et par «modifications» ces vagues, ces tourbillons de la pensée que sont les *vṛtti*. Le terme *citta* correspond à l'«organe interne» *(antaḥkaraṇa)* du sāṃkhya ; il inclut l'intellect *(buddhi)*, le sens du moi *(ahaṃkāra)* et la faculté mentale *(manas)*, à quoi certaines écoles ajoutent les cinq *vāyu* ou souffles vitaux (voir chap. VII, p. 107) et les facultés de connaissance et d'action. Ce composé psychique diffère d'un individu à l'autre, selon le *karman* passé propre à chacun, ce qui fait que, sur le chemin de l'illumination, tous ne partent pas du même point et que les mêmes disciplines ne sont pas nécessaires à tous. Néanmoins, pour Patañjali, les modalités du psychisme se ramènent à cinq catégories : 1 / connaissance juste *(pramāṇa)*, résultant de trois moyens : perception directe, inférence, témoignage valide (fourni notamment par les Ecritures sacrées) ; 2 / connaissance fausse *(viparyaya)*, incluant toutes les erreurs de perception, illusions, etc. ; 3 / imagination *(vikalpa)*, distincte de la vérité et de l'erreur car le mot ou l'idée ne s'appuie sur aucun objet réel ; 4 / sommeil profond *(nidrā)* ; 5 / mémoire *(smṛti)*.

C'est la totalité de ces fonctionnements que le *rāja-yoga* se propose d'« arrêter » ; et cela, nous dit-il, n'est possible qu'à la suite d'une pratique intense *(abhyāsa)*, accompagnée de détachement *(vairāgya)* par rapport à tous les objets sensoriels et mentaux, poursuivie avec « ferveur, persévérance, de façon ininterrompue et pendant longtemps » (*YS* I, 14). On n'insistera jamais assez sur le fait que le yoga ne convient pas aux natures faibles, tièdes ou velléitaires.

Toutes les modifications mentales sont, en dernière analyse, « douloureuses », source d'afflictions et d'asservissement *(kleśa)*. A l'origine des diverses causes de souffrance est l'ignorance de la réalité *(avidyā)* qui nous fait « prendre l'impermanent, l'impur, le malheur, ce qui n'est pas le Soi, pour le permanent, le pur, le bonheur, le Soi » (II, 5). Cette confusion détermine quatre autres foyers d'états psychiques nocifs : 1 / Le sentiment de l'individualité *(asmitā)*, l'identification erronée du Soi avec ces simples instruments que sont le corps et le mental. De là cette croyance : « c'est moi qui pense », « c'est moi qui éprouve » et la tendance à classer les êtres, les objets et les événements en deux espèces : ceux qui vont dans le sens de notre ego, le mettent en valeur ; et ceux qui le contrarient et l'abattent ; 2 / l'attachement *(rāga)*, aspect de l'ignorance qui consiste à s'identifier aux expériences agréables et à désirer les répéter, en se complaisant dans leur souvenir ; 3 / l'aversion *(dveśa)*, tendance inverse qui se nourrit de la mémoire des expériences pénibles et provoque le réflexe négatif de s'opposer, de résister, de refuser (par crainte de souffrir de nouveau) ; 4 / le fait de se cramponner à la vie *(abhiniveśa)*, la peur instinctive de la mort, observable chez tous les êtres (« même chez le savant », dit Patañjali : II, 9 ; et « même chez l'insecte qui vient de naître », ajoute Vyāsa).

Avec une perspicacité supérieure au sāṃkhya, le *Patañjala-yoga* considère qu'il ne suffit pas, pour se rendre maître de l'esprit, d'en contrôler les activités conscientes. En effet les *vṛtti*, les « tourbillons psychiques », jaillissent d'un immense, obscur, inépuisable réservoir de « latences » *(vāsanā)* qu'en termes modernes nous appellerions « subconscient » ou « inconscient ». « Les *vāsanā* ont leur origine dans la mémoire », écrit Vyāsa (*YB* IV, 9). Analogues aux vieux « parfums » qui continuent d'imprégner un vase dont le contenu s'est évaporé, ce sont les traces laissées par nos expériences antérieures (en cette existence ou dans une autre). Mais ces « dépôts karmiques » *(karmāśaya)* n'ont pas une simple présence passive et résiduelle, ils possèdent un dynamisme redoutable qui les pousse à reprendre vie, à se réactualiser sous forme d'états de conscience et d'actes, lesquels à leur tour déclencheront des *vāsanā*, etc., en un circuit bouillonnant que n'interrompt même pas la mort. Dès lors, à quoi bon essayer d'épurer le contenu de la conscience tant que les tendances inconscientes n'ont pas été neutralisées, asséchées ? Cela est d'autant plus indispensable que, bien avant Freud, les *yogin* ont découvert que les *vāsanā*, en se répétant, en se fixant, en s'incrustant, finissent par s'organiser, par déterminer de véritables « constructions » *(saṃskāra)*, « complexes » obsessionnels doués d'une virulence propre.

La difficulté apparaît ici presque insurmontable : il est nécessaire de connaître les fonctionnements du psychisme, mais avec quel instrument ? La faculté en nous qui voudrait observer ce processus n'est-elle pas elle-même entachée d'imperfection ? Vyāsa (*YB* I, 1) a établi une distinction devenue classique entre cinq modalités principales de l'attention qui, lorsqu'elles sont prédominantes, aboutissent à des « plans mentaux »*(cittabhūmi)* : 1 / instable, changeante, fluctuante *(kṣipta)* par excès de *rajas* : la pensée est semblable à un singe qui saute de branche en branche sans jamais se laisser attraper ; 2 / alourdie, confuse, aveuglée *(mūḍha)* par excès de *tamas* ; 3 / occasionnellement et provisoirement concentrée *(vikṣipta)* ; 4 / fixée sur un seul point *(ekāgra)* ; 5 / complètement immobilisée *(niruddha)*.

Les deux premiers états caractérisent la vie courante (flux kaléidoscopique des pensées, houle émotionnelle). La troisième modalité, *vikṣipta*, se manifeste dans des situations où l'on réussit à maintenir l'attention un certain temps : par exemple, quand on fait une lecture qui nous plaît, quand on assiste à un spectacle, qu'on s'efforce de résoudre un problème ou de percevoir un bruit indistinct, de se rappeler quelque chose, etc. Mais cette concentration temporaire, conditionnée par l'intérêt que nous portons à l'objet ou à l'événement, n'est d'aucun secours pour la Délivrance. Ce n'est qu'avec le quatrième état, la concentration active sur un seul point *(ekāgrya* ou *ekāgratā)*, que le mental unifié commence à devenir un instrument efficace pour le yoga. Avant ce stade d'ailleurs, on ne devrait même pas parler de yoga. Et il ne faudrait pas davantage croire que l'état suivant, *niruddha*, quoique marquant un arrêt complet des développements de la pensée consciente, coïncide avec la Libération ; car, sous ce « calme plat », les *vāsanā* subsistent, toujours prêtes à refaire surface si la vigilance se relâche. Pour acquérir la domination sur l'esprit tout entier (conscient et inconscient) et stopper net le flux transmigratoire, il existe cependant une méthode, celle que décrit Patañjali dans son « yoga à huit membres » *(aṣṭāṅga-yoga)*, les cinq premiers *(yama, niyama, āsana, prāṇāyāma, pratyāhāra)* étant dits « externes » et les trois derniers *(dhāraṇā, dhyāna, samādhi)* « internes ». Tous les yogas ultérieurs se référeront, explicitement ou implicitement, à cette magistrale architecture.

II. — Les disciplines préliminaires

Les *yama* et *niyama* constituent la base fonctionnelle du *rāja-yoga* et d'ailleurs, plus ou moins, de tous les autres yogas, à l'exception de certains courants tantriques. Soulignons le caractère « métamoral » que revêtent ces refrènements et observances : le « bien » n'est pas exalté pour lui-même (il faudra tôt ou tard se débarrasser de la vertu comme on s'est débarrassé du vice) ; le « mal » se confond surtout avec la souillure et a son origine dans l'erreur. Ce qui est essentiellement visé, c'est l'harmonisation du psychisme afin d'affronter dans les meilleures conditions les étapes ultérieures et plus décisives du yoga.

Le mot *yama* vient d'une racine *yam* : brider, tenir en main. En accord avec les cinq « grands vœux » du jaïnisme (voir chap. I, p. 24), Patañjali cite cinq abstentions qui s'imposent à tout apprenti *yogin*, « car ils constituent une règle universelle, ne dépendant ni du lieu, ni de l'époque, ni des circonstances » (*YS* II, 31) : 1 / *ahiṃsā* : ne faire de mal à aucun être ;

2 / *satya* : ne pas mentir ; 3 / *asteya* : ne pas voler ; 4 / *brahmacarya* : continence sexuelle ; 5 / *aparigraha* : ne pas être avare.

On ne doit pas s'arrêter à l'apparence négative de ces formulations, le sanskrit exprimant volontiers une valeur positive par une forme contraire. Ainsi *ahiṃsā* (la plus excellente de toutes les règles puisque, selon Vyāsa, « les *yama* et *niyama* qui suivent ont leurs racines en elle et tendent à la parfaire ») n'est-elle pas seulement la non-violence mais, positivement, un comportement bienveillant et bienfaisant envers autrui. *Satya* n'est pas le simple renoncement au mensonge mais la volonté constante d'accorder sa parole et sa pensée avec ses actes. *Asteya* signifie ne pas s'approprier illégalement le bien d'autrui mais aussi purger son âme de toute convoitise. *Brahmacarya* est le « contrôle des forces secrètes », selon Vyāsa *(ibid.)*, ce qui va beaucoup plus loin qu'une simple abstinence sexuelle. Enfin, par l'exercice d'*aparigraha*, le *yogin* évite d'accumuler les possessions inutiles, ne gardant que ce qui est nécessaire au maintien de sa vie ; mais il doit se montrer généreux envers les personnes de valeur et d'abord envers son *guru* auquel il fera un don symbolique au moment où il viendra lui demander l'initiation.

Alors que les *yama* règlent la conduite dans la relation aux autres, les cinq *niyama* qui les complètent envisagent plutôt la relation avec soi-même :

1 / *śauca :* propreté externe et au besoin interne par une série de nettoyages et de purgations *(kriyā)* qui sont une spécialité du *haṭha-yoga* (voir chap. VII, 2, B). *Śauca* comprend également une diététique appropriée et l'exclusion des sentiments grossiers ; 2 / *saṃtoṣa :* contentement, sérénité ; 3 / *tapas :* ardeur ascétique, vieille technique védique indépendante en elle-même du yoga (voir chap. I, 2). Vyāsa (*YB* II, 32) la définit comme la capacité de « supporter les contraires » ; 4 / *svādhyāya :* étude des Ecritures ou répétition méditative de la syllabe OṂ ; 5 / *Īśvara-praṇidhāna :* littéralement le fait de déposer toute action devant le Seigneur. Comme Patañjali paraît placer cette consécration à Dieu sur le même plan que les autres observances, certains critiques ont jugé son théisme tiède ou superficiel. Certes le *rāja-yoga* n'est pas une voie dévotionnelle et son but n'est pas l'union avec la Personne divine. Néanmoins l'excellence de la concentration sur Īśvara est reconnue d'abord comme préparation, ensuite comme discipline auxiliaire et même comme méthode quasi autonome pour

atteindre le *samādhi* (I, 23). Īśvara n'est pas un dieu créateur et transcendant ; c'est un *puruṣa* spécial *(puruṣaviśeṣa),* libre de toute éternité, la seule monade qui se tienne dès l'origine en sa « forme propre », « non affectée par les facteurs de souffrance, les actes, leurs résultats et les dépôts subconscients » (I, 24). S'il ne récompense ni ne châtie les actions des hommes, le Seigneur peut aider ceux qui lui sont dévoués, désencombrer leur chemin, par une sorte d'attraction mutuelle qui le relie aux *yogin* (II, 45). En somme, le Dieu de Patañjali est un *guru*, le « *guru* des *guru* » (I, 26), presque le patron d'une corporation initiatique particulière, qui facilite la Libération mais ne la garantit pas directement.

Multiples sont les obstacles que rencontre l'aspirant sur sa voie, généralement dus à l'actualisation des *vāsanā* et *saṃskāra*. Les *Yoga-sūtra* (I, 30) en énumèrent neuf : « La maladie, l'abattement, l'indécision, la négligence, la paresse, la sensualité, l'erreur de jugement, l'incapacité de maîtriser une étape quelconque de la concentration ou de se maintenir au niveau atteint (par manque de stabilité). » Les symptômes qui apparaissent alors sont « la peine, le découragement, la nervosité, l'inspiration et l'expiration ordinaires (au lieu de la respiration réglée par le *prāṇāyāma* » (I, 31). Pour surmonter toutes ces difficultés, Patañjali recommande divers procédés : toujours se concentrer sur une seule chose à la fois (I, 32) ; clarifier le psychisme par le développement méthodique de quatre sentiments : bienveillance envers les êtres heureux, compassion envers ceux qui souffrent, sympathie joyeuse envers les bons, indifférence vis-à-vis des méchants (I, 33) ; expiration complète suivie d'un arrêt de souffle à poumons vides (I, 34) ; méditer sur l'esprit d'un être libéré du désir (I, 37) ; prendre pour objet de concentration les images du rêve ou l'état de sommeil profond (I, 38) ; ou bien méditer sur n'importe quel objet pour lequel on éprouve une prédilection ; enfin, quand on se sent envahi par des tendances négatives, développer la pensée contraire (II, 33).

La maîtrise de ces disciplines pourtant préliminaires que sont les *yama* et *niyama* procure déjà au *yogin* un certain nombre de ces « pouvoirs » qui, pour n'être pas tous supranormaux comme ceux que nous verrons plus loin, distinguent néanmoins leur possesseur du commun des hommes. Par exemple, si quelqu'un est établi dans la non-violence, toute hostilité fond en sa présence (II, 35) ; s'il est parfaitement véridique, tout ce qu'il dit s'accomplit à coup sûr (II, 36) ; lorsqu'il n'a plus aucun désir de s'approprier quoi que ce soit, les trésors affluent vers lui de toutes parts (I, 37) ; la chasteté authentique – c'est-à-dire étendue à l'action, à la parole et à la pensée – engendre une énergie puissante (I, 38), etc. En somme, tout renoncement à une jouissance ou à un attachement amène un pouvoir d'autant plus grand que le renoncement a été plus complet ; mais ce pouvoir à son tour peut devenir une jouissance ou un attachement auquel il faudra renoncer si l'on veut acquérir la liberté absolue.

III. — La posture méditative et la discipline du souffle

La prise de posture *(āsana)* inaugure l'aspect proprement technique du yoga. Son but est de mettre fin à l'agitation corporelle. Patañjali définit laconiquement l'*āsana* : *sthira-sukham*, « stable et agréable » (II, 46). Vyāsa (*YB* II, 47) commente : « La posture devient parfaite lorsque l'effort pour la réaliser disparaît, de manière qu'il n'y ait plus de mouvement dans le corps. De même, sa perfection s'accomplit lorsque l'esprit se transforme en infini, c'est-à-dire lorsqu'il fait de l'idée de l'infini son propre contenu. » Et Vācaspati, glosant Vyāsa, précise : « Celui qui pratique la posture devrait user d'un effort consistant à supprimer les efforts corporels naturels. »

Il va de soi que ces formules, assez énigmatiques et paradoxales, ne visent que la posture assise avec la colonne vertébrale droite, celle qui convient à la méditation, et non pas les nombreux *āsana* destinés à fortifier et à assouplir le corps dont s'occupe le *haṭha-yoga* – bien que ceux-ci également aient un aspect subtil souvent méconnu. Patañjali ne cite aucune position assise particulière, car l'*āsana* doit s'apprendre d'un *guru*. Vyāsa, lui, en mentionne une douzaine, à commencer par le célèbre « lotus » *(padmāsana)* où les jambes sont croisées avec chaque pied sur la cuisse opposée.

Lorsque l'*āsana* est acquis – c'est-à-dire, en quelque sorte, « oublié » – vient le *prāṇāyāma*. *Prāṇa* (ou *āna*, même racine que le latin *anima*) est « ce qui se meut », « ce qui circule », « ce qui vibre » : l'énergie vitale qui se manifeste dans le corps à travers plusieurs courants, plusieurs « souffles » ; le souffle respiratoire n'est que l'un d'eux mais le seul sur lequel la volonté puisse agir directement et par là influencer tous les autres. Nous verrons à quel degré la tradition du *haṭha-yoga* a développé cette science (chap. VII, 2 A et C). Ce qui intéresse plutôt le *rāja-yoga*, c'est la liaison qui existe entre le souffle et les états psychiques. La peur, le désir, la joie modifient le rythme et l'amplitude de la respiration. Chacun peut observer que le souffle d'un homme furieux est agité alors que celui d'un homme qui se concentre – même hors de tout contexte yogique – se ralentit de lui-même, s'amenuise et parfois reste suspendu un certain temps. Mais si nos émotions affectent la qualité de notre respiration, il existe en ce domaine une réversibilité : celui qui s'applique à respirer lentement, régulièrement, consciemment, amène le calme dans son esprit.

Le *yogin* commence donc par s'exercer en veillant à ce que chaque expiration et chaque inspiration soit la plus prolongée et profonde possible, sans saccade. Ensuite il fait suivre chaque expir et chaque inspir d'un moment d'apnée, bref au début puis qui deviendra de plus en plus long à la mesure de ses progrès. C'est cette suspension du souffle que l'on appelle *prāṇāyāma* (II, 49). Quand l'arrêt est réalisé après l'expir, on parle de *prāṇāyāma* externe *(bāhya-vṛtti)* ; quand le souffle est tenu après l'inspir, c'est le *prāṇāyāma* interne *(ābhyantara-vṛtti)* (II, 50). Des textes plus récents emploient l'expression « emplir la jarre » (*kumbhaka* : littéralement « petit pot ») et nomment la sortie et l'entrée du souffle *recaka* et *pūraka*. Un exercice ultérieur consiste à pratiquer la suspension soudainement, abruptement, à n'importe quel moment de l'inspir ou de l'expir : c'est le *prāṇāyāma* de l' « arrêt subit » *(stambha-vṛtti)*. Lorsqu'on reprend le souffle, c'est toujours par une inspiration. Ces trois formes de *prāṇāyāma* doivent « être assujetties aux règles de lieu, de temps et de nombre » (II, 50). Le « lieu » peut se situer dans l' « espace externe » qui s'étend de l'extrémité du nez jusqu'au point le plus bas où le flux d'air descend ; le *yogin* observe, avec une attention de plus en plus fine, la sensation créée par le contact de l'air parcourant cet intervalle. Il peut aussi choisir de se concentrer sur l' « espace interne » de son corps ou bien sur certains endroits déterminés, tels le nombril, le cœur, etc. Le « temps », c'est-à-dire la durée de chaque *prāṇāyāma*, doit être réglé soit en répétant mentalement un nombre défini de *mantra* à un rythme régulier (souvent le OṂ), soit en comptant avec les doigts de la main gauche ou encore par d'autres procédés. Certains maîtres conseillent d'égaliser les trois phases de la respiration : inspir, expir et rétention (pleine ou vide ou bien les deux). D'autres recommandent une expiration deux fois plus longue et une rétention quatre fois plus longue que l'inspiration. C'est surtout dans les formes tantriques de yoga (chap. VI et VII) que ces techniques atteignent leur complexité et leur intensité maximales. Patañjali, lui, après avoir évoqué les trois *prāṇāyāma* précités, se contente de nous en faire entrevoir un quatrième *(caturtha)* qui transcende les autres (II, 51). Alors, nous dit-il, « le voile (du *karman*) disparaît et l'intellect devient apte à la concentration » (II, 52-53). Sur le plan physiologique, cette plongée dans l'inconditionné peut se traduire par la suspension extranormale du souffle, accompagnée d'arrêt du pouls et des bruits cardiaques, qu'on a observée scientifiquement chez certains *yogin* en méditation.

IV. — Concentration et méditation

Le *prāṇāyāma* est considéré comme la plus haute forme de purification. Le palier suivant de l'*aṣṭāṅga-yoga*, ouvrant l'accès aux trois stades « internes », se nomme *pratyāhāra* ou « rétraction des sens » que la *Bhagavad-gītā* (II, 58) explicite ainsi : « Celui qui retire les sens des objets des sens, comme la tortue retire ses membres dans sa carapace, son intelligence est fermement établie dans la sagesse. » Il s'agit donc de ramasser l'esprit en lui-même, dans sa propre substance, en déconnectant les sens des objets extérieurs. Ceux-ci continuent certes d'exister (le yoga de Patañjali est « réaliste » et ne croit pas que le monde soit une pure illusion) ; mais l'intellect, détaché d'eux, se borne à les contempler directement dans leur essence *(tattva)* ou, mieux, à les « refléter » à la façon d'un miroir. Le *yogin* ne « voit » plus, n' « entend » plus, etc., dans l'acception ordinaire de ces mots, c'est-à-dire ne s'identifie plus ni à l'agent de l'expérience sensorielle ni à son contenu. C'est pourquoi, de l'extérieur, on le croit insensible, « mort », alors qu'en fait il est suprêmement conscient.

Viennent alors les trois dernières étapes du yoga, non séparables l'une de l'autre en vérité, car elles ne constituent que les degrés successifs d'une même réalisation. On les connote d'ailleurs d'un terme unique : *saṃyama*. Pratiquer *saṃyama* sur un objet quelconque veut dire y effectuer à la suite la concentration et la méditation jusqu'à aboutir à l'appropriation complète de son essence.

La concentration proprement dite, *dhāraṇā* (de la racine *dhṛ* : « tenir serré »), est définie comme la « fixation de l'activité mentale sur un lieu circonscrit » (*YS* III, 1). Vyāsa donne pour exemples : « la région du nombril, le lotus du cœur, la lumière dans la tête, la pointe du nez, le bout de la langue, d'autres endroits analogues du corps, ou bien un objet extérieur » (*YB* III, 1). On pourrait penser que la concentration étant essentiellement une affaire *technique*, peu importe au fond l'objet ou le support choisi. Néanmoins, dans la pratique, certains se révèlent plus favorables que d'autres parce que chargés de plus de signification symbolique ou d'énergie.

Il arrive presque inévitablement au début que l'attention, après s'être fixée un moment sur l'objet, vacille et s'en éloigne. La contemplation active ou « méditation », comme on l'appelle plus souvent *(dhyāna)*, ne commence que lorsque la *dhāraṇā* s'est stabilisée et soustraite à tout va-et-vient. Si l'on compare la concentration à une succession de gouttes d'eau, *dhyāna* ressemble à un flot d'huile ou de miel égal et ininterrompu, « un flux continu de connaissance », écrit Patañjali (III, 2), et Vyāsa de spécifier : « un continuum d'effort mental pour assimiler l'objet de la méditation, libre de toute diversion ». Il va de soi que cette opération exclut toute forme de spéculation, d'analyse ou de discours intérieur. Méditer, au sens yogique, n'est pas penser mais au contraire passer au-delà de la pensée rationnelle et individuelle, qui n'est qu'un obstacle à l'intuition profonde. Mais ce silence fécond de l'esprit, cette cessation volontaire des activités mentales ne doit pas non plus être confondue avec un état mystique de « rapt », de « ravissement » ou d'« extase », encore moins de « transe ». Réceptif mais non passif, centré mais non contracté, le *yogin* demeure avant tout vigilant, lucide, maître du jeu.

V. — « **Samādhi** » **avec cognition**

Le *samādhi* représente non seulement l'étape décisive et ultime du yoga mais son essence intime, au point que Vyāsa a pu affirmer d'emblée dans son commentaire aux *Yoga-sūtra* (*YB* I, 1) : « Le yoga, c'est le *samādhi.* » En vérité, le terme reste intraduisible dans nos langues occidentales. Il inclut les idées de rassemblement, de recueillement, de conjonction, de stabilité, d'absorption et ne peut donc sans réduction être rendu par un seul mot, pas même celui d'« enstase » proposé par Mircea Eliade. « Quand seul l'objet médité resplendit dans la conscience, qui semble vidée de sa forme propre, c'est le *samādhi* » (*YS* III, 3). C'est dire qu'aucune part de projection, d'imagination ou de surimposition ne subsiste dans cet état également dénué de toute attente émotive. La connaissance de l'objet, tel qu'il est en lui-même *(svarūpa)*, coïncide absolument avec l'objet de la connaissance, tandis que le terme intermédiaire – le sujet connaissant – a disparu puisque la conscience de l'ego *(ahaṃkāra)* est abolie. L'esprit du *yogin*, résorbé en *buddhi* (faculté supra-individuelle et informelle), ne fait plus qu'un avec la nature essentielle de l'objet médité, que ce dernier soit d'ordre sensible ou mental. Toutefois les modalités de cette expérience transcendante sont diverses. Patañjali et ses commentateurs distinguent d'abord deux espèces nettement différentes de *samādhi* : le *saṃprajñāta-samādhi* ou « *samādhi* avec cognition » (ou encore « avec support », *sālambana*, ou « avec semence », *sabīja*) ; et l'*asaṃprajñāta-samādhi* ou « *samādhi* sans cognition » (ou « sans support », *nirālambana*, ou « sans semence », *nirbīja*).

Le « *samādhi* avec cognition » (c'est-à-dire où l'objet est intégralement connu, reflété dans le cristal de l'esprit) comporte lui-même quatre stations appelées *samāpatti* – terme que nous avons déjà rencontré dans le yoga bouddhiste (on a du reste souvent rapproché les quatre *samāpatti* de Patañjali des quatre *jhāna* : voir chap. I, p. 29) :

1 / *Samādhi* « notionnel », ainsi nommé parce que des associations verbales et logiques y subsistent, malgré l'apaisement du psychisme. A ce niveau, la *notion* de l'objet, le *mot* désignant l'objet et la *perception* immédiate de l'objet, bref les trois aspects de sa réalité, bien qu'étant en soi des choses distinctes, se trouvent en parfaite fusion avec la pensée *(citta)*. Par exemple, selon Vyāsa (*YB* I, 42), quand on se concentre sur une vache, le mot « vache », l'idée géné-

rique de vache et la perception directe de la vache, de *cette* vache, sont pris en bloc. Ce *savitarka-samādhi* envisage toujours les choses sous leur aspect substantiel (*sthūla* : « grossier ») et aussi dans leur dimension temporelle, tels qu'ils étaient dans le passé et tels qu'ils seront dans le futur.

2 / *Samādhi* « exempt de notions » *(nirvitarka)* : il porte aussi sur des objets sensibles, composés des cinq éléments, mais il va plus loin dans la connaissance car il abandonne toute association verbale et logique, tout souvenir, tout besoin de nommer, de classer ou d'argumenter ; il vide en quelque sorte l'objet de son « histoire », de tout ce qu'a pu nous en apprendre la tradition, pour le ramener à sa simple unité brute et s'identifier avec elle.

3 / Le *samādhi* « avec différenciation » *(savicāra)* fait pénétrer le méditant dans la dimension subtile de la Nature. Un objet manifesté est pris pour support mais le *yogin* ne s'arrête plus à sa forme extérieure, à sa matière ; il connaît désormais directement ces essences élémentaires que sont les *tanmātra*, noyaux infinitésimaux d'énergie sonore, lumineuse, etc., qui constituent la base – imperceptible par les sens corporels – de l'univers. Néanmoins les *tanmātra* ne sont ici saisis que dans leurs propriétés présentes, conditionnées par le temps, l'espace et la causalité.

4 / Lorsque l'élément subtil est englobé dans sa totalité, lorsqu'il est connu dans toutes les transformations et mutations spatio-temporelles dont il est susceptible, c'est le *nirvicāra-samādhi* (« *samādhi* sans différenciation ») par lequel le *yogin* arrive effectivement en contact avec le fondement énergétique du monde physique.

On envisage ensuite des concentrations sur des objets ontologiquement supérieurs encore aux *tanmātra* : les facultés cognitives *(jñānendriya)* puis ce

« sens interne » qu'est le *manas*, conçu en lui-même, hors de ses modifications. Un « *samādhi* empreint de béatitude » *(sānanda-samādhi)* résulte de ce « raffinement » progressif: illumination « sâttvique » à laquelle se mêle néanmoins un soupçon de *rajas* (le fait de se sentir heureux prouve encore une présence résiduelle de l'ego). Le *yogin* remonte donc l'échelle des *tattva* pour se concentrer sur l'*ahaṃkāra*, le sens du moi (moi individuel ou Moi cosmique) puis sur l'intelligence pure *(buddhi)*, comparable au *nous* platonicien. Sa méditation trouve sa limite en *Prakṛti*, la Substance primordiale qui, non manifestée en elle-même, ne peut jamais être connue en mode objectif. La plus haute forme de *saṃprajñāta-samādhi* est le *samādhi* sur la conscience du JE absolu, dépouillé de tout attribut, fût-ce la béatitude : *sāsmita-samādhi*, dont Vijñānabhikṣu explique le nom par le fait que le *yogin*, atteignant son propre Soi, découvre : « Je suis *(asmi)* autre que mon corps. » Selon le même commentateur, c'est à ce stade qu'intervient la révélation du Dieu personnel (Īśvara). Cet état, à la différence du précédent, est entièrement dominé par le *guṇa sattva*. Établi dans la paix et la clarté, le *yogin* ressemble à un observateur qui, assis au sommet d'une montagne, voit s'agiter simultanément une multitude d'hommes et d'animaux dans la vallée. Ainsi connaît-il désormais toutes choses dans leur principe et leur coexistence, et non plus en mode successif ou distinctif. « Par rapport à l'infinitude de la Connaissance, qui a été dégagée de sa gangue d'impuretés, le connaissable (ou ce qui reste à savoir) apparaît alors comme petit » (*YS* IV, 31), « comme un minuscule insecte dans le vaste ciel » (*YB*, *ibid.*).

Cet élargissement sans pareil de la vision n'implique pas toutefois que la Délivrance soit définitivement acquise, en raison des *vāsanā* qui peuvent continuer d'imprégner l'inconscient. Mais, avant de considérer le stade ultime de *samādhi*, où toutes les « semences » seront enfin brûlées, il faut examiner une question déjà brièvement évoquée à propos du bouddhisme (voir chap. I, p. 27-28) : celle des pouvoirs supranormaux qui se manifestent chez le *yogin* dans cette période de conquête graduelle de la Connaissance.

VI. — Les pouvoirs supranormaux

La troisième partie de l'œuvre de Patañjali, à partir du *sūtra* 16, est presque exclusivement consacrée à l'énumération des *siddhi* (« perfections ») ou *vibhūti* (« manifestations de puissance »). C'est en se concentrant puis en méditant et enfin en réalisant le *samādhi* à l'égard d'un objet ou d'une classe d'objets – donc par la triple opération connotée par le terme *saṃyama* – que le *yogin* obtient ces fameux pouvoirs que l'on qualifie à tort de « surnaturels » car en fait ils relèvent bien de la Nature, de la *Prakṛti* (ou, en termes védântiques, de la *Māyā* ou encore, en termes tantriques, de la *Śakti*). Certes, admet Patañjali (IV, 1), ils peuvent être aussi innés ou bien gagnés par d'autres moyens (drogues, incantations, *tapas*). Néanmoins c'est surtout en tant que signes et résultats de réalisations méditatives qu'ils nous intéressent ici. Dans la pensée hindoue (même non tantrique), connaître, ce n'est pas seulement être mais pouvoir, et cela d'une façon qu'on pourrait dire toute *naturelle*.

Quelques exemples : en exerçant le *saṃyama* à l'égard des *vāsanā* et *saṃskāra*, le *yogin* connaît ses vies antérieures (III, 18). Par le *saṃyama* portant sur les « notions » *(pratyaya)*, il pénètre les états mentaux des autres hommes (19) mais, nuance Vyāsa, sans connaître les objets qui les ont produits, « ces derniers n'étant pas en relation directe avec la pensée du *yogin* ; il connaît l'émotion psychique de l'amour mais il ne connaît pas l'objet de l'amour ». En faisant *saṃyama* sur le *karman*, il peut connaître le moment de sa mort (21); sur le Soleil, il obtient la connaissance des sept plans cosmiques (26); sur l'étoile Polaire, la connaissance du mouvement des étoiles (28); sur la trachée, la cessation de la faim et de la soif (30). Citons encore d'autres pouvoirs yogiques: celui de se rendre invisible (21); force physique extraordinaire (24); connaissance d'objets subtils, cachés ou distants (25); capacité de s'élever au-dessus de l'eau, de la boue et des épines (39); rayonnement du corps (40); déplacement dans l'espace (42); miniaturisation du corps (45). D'autres textes y ajoutent son contraire: le pouvoir de se rendre aussi grand que l'on désire; et aussi de modifier à volonté son poids, soit dans le sens de la légèreté, soit dans le sens de la lourdeur; de toucher à distance n'importe quel objet; de plonger dans la terre et d'en émerger comme si c'était de l'eau; de dominer les éléments; d'accomplir tous ses désirs, etc.

Cependant il faut y insister: toutes ces facultés prodigieuses, qui ont tant fait pour le prestige des *yogin*, sont essentiellement des preuves que l'adepte a atteint un degré supérieur de conscience, qu'il a ouvert certaines portes le rapprochant de la Grande Libération. A la différence du magicien, il ne recherche pas ces pouvoirs pour eux-mêmes; lorsqu'il les a acquis, il évite de les utiliser, sous peine de s'y complaire et d'oublier son but véritable, qui est tout autre. En effet, nous dit Patañjali (37), ces « perfections » (par rapport à la vie ordinaire) constituent des obstacles sur la voie du *samādhi*. La plus grande force du *yogin* est sa capacité de renoncement à tout, y compris aux miracles. Les dieux, du reste, ne s'y laissent pas tromper. D'après Vyāsa (*YB* III, 51), lorsque le *yogin* aboutit au dernier « *samādhi* avec semence », ils s'approchent de lui et le tentent en lui proposant toutes sortes de plaisirs célestes et de faveurs inouïes, bref en lui offrant de partager leur condition surhumaine. Selon le même commentateur (III, 26), il existe une grande similitude entre certains *deva* habitant le *Brahmaloka* (le « monde du *Brahman* » en dehors du temps et de l'espace) et les *yogin* possesseurs des pouvoirs liés au *saṃprajñāta*-

samādhi : en effet, les quatre classes de dieux du *Brahmaloka* ont, par leur nature, un statut spirituel qui correspond respectivement aux quatre degrés du « *samādhi* avec semence » ; parce qu'ils se sont arrêtés à ces stades, ils ne sont pas délivrés mais jouissent seulement d'états de conscience exceptionnels, les mêmes qu'obtiennent les *yogin* détenteurs de *siddhi*. Quant à ceux qui, ne s'attardant pas aux pouvoirs, ont atteint le « *samādhi* sans semence », on les estime donc supérieurs aux dieux eux-mêmes.

VII. — Le « samādhi » suprême et l'état de « délivré vivant »

Alors que le *saṃprajñāta-samādhi* comportait plusieurs paliers, du fait qu'il était perfectible et s'appuyait toujours sur des objets, l'*asaṃprajñāta-samādhi* comprend un seul état qui, bien que résultant des efforts successifs du *yogin*, présente un caractère jaillissant, évident, sans comparaison possible avec les autres. En lui ne subsiste aucune « relation », soit d'ordre externe, soit d'ordre interne, aucune différence, pas même cette discrimination salvatrice entre *Puruṣa* et *Prakṛti* qui est pourtant le but du *sāṃkhya-yoga* : « Lorsque même cela est détruit, disent les *Yoga-sūtra* (I, 51), se produit le *samādhi* sans semence, toutes les modifications psychiques étant interrompues. » Cependant ces descriptions « désertiques » ne doivent pas égarer : il ne s'agit pas d'un état d'absence mais au contraire de Présence absolue ; « inconnaissance », au sens où il n'y a plus rien d' « autre » à connaître, être et connaître coïncidant entièrement ; vide total d'objet mais plénitude de l'Esprit dont on ne peut même pas dire qu'il ait « retrouvé » sa liberté puisqu'il ne l'avait jamais perdue ; « isolement » *(kaivalya)* mais que n'accompagne aucun sentiment de privation. Tels sont d'ailleurs les derniers mots des *Yoga-sūtra* : « L'isolement est l'établissement de la Conscience (littéralement "de l'énergic de la Conscience", *citi-śāktiḥ*) dans sa propre nature. »

Si Patañjali n'en dit pas davantage, ce n'est pas seulement parce que son génie est « sec », parce qu'on ne trouve pas chez lui l'élan et la flamme qui font la beauté de certains poèmes de Śaṅkara ; c'est aussi et surtout que l'état du « délivré vivant » *(jīvan-mukta)* est proprement indescriptible, alogique, acausal, en dehors de toutes les catégories habituelles de pensée. L'Antiquité grecque avait considéré certains de ses sages ou de ses héros comme des « dieux ». Mais l'Inde va beaucoup plus loin : pour elle, l'état de *jīvan-mukta* est au-delà de la condition divine comme de la condition humaine. Un tel être a quitté le temps, il n'a plus d' « histoire ». Tant que son *prārabdha-karman* n'est pas épuisé, il continue certes d'avoir une existence ou une apparence corporelle – comme une « ombre », dit-on, qui l'accompagne – mais plus rien de ce qui lui arrive ne le concerne vraiment au fond. Immergé dans un océan de conscience homogène, il n'éprouve plus aucun bonheur ni malheur comme « siens ». Sans attache, sans peur, sans désir, il ne ressemble à personne et pourtant ne voit personne comme séparé de lui. En chaque être, en chaque chose, sous le jeu miroitant de la multiplicité, il discerne le substrat universel et immuable, la saveur unique, *Brahman*.

Chapitre IV

ACTION, AMOUR, CONNAISSANCE : LE TRIPLE YOGA

Quel que soit le prestige qu'il a toujours conservé en Inde, il s'en faut de beaucoup que le yoga de Patañjali ait éclipsé toutes les formes de yoga qui lui étaient contemporaines ou qui se sont développées après lui. Fondamentalement destiné à des « renonçants » *(saṃnyāsin)* pour qui les activités rituelles et sociales n'offrent plus le moindre attrait, il ne cherchait pas à répondre aux besoins de l'homme engagé dans le monde. D'autre part, bien qu'il recommandât la consécration à Īśvara comme un adjuvant privilégié sur le chemin du *samādhi*, il ne pouvait combler les tempéraments que nous qualifierions en Occident de « mystiques », ceux qui aspirent à une relation personnelle, intime, voire affective et émotionnelle avec la divinité. Enfin, même dans les milieux purement contemplatifs, il suscitait des réserves, non tant par ses méthodes que par un certain penchant « dualiste » hérité du sāṃkhya.

On voit donc se constituer assez tôt un certain nombre de yogas autonomes par rapport à l'*aṣṭāṅga-yoga*, quitte à lui emprunter telle ou telle pratique. Si l'on écarte pour l'instant le *haṭha-yoga* et d'autres variétés tantriques qui ont une tout autre origine, ces diverses formes « non patañjaliennes » de yoga puisent leur légitimité dans certaines *upaniṣad* et surtout dans la *Bhagavad-gītā*, joyau de la spiritualité hindoue considéré lui-même comme une *upaniṣad* et, à ce titre, faisant partie de la Révélation divine *(śruti)*. En vérité, le « Chant du Bienheureux Seigneur » est tout entier un hymne au « yoga impérissable » *(yogam avyayvam)* sous ses aspects multiples. On dit communément qu'il distingue trois modes d'accès à la Réalité suprême : par l'action désintéressée *(karma-yoga)*, par la dévotion aimante *(bhakti-yoga)*, par la connaissance métaphysique *(jñāna-yoga)*.

Mais en fait la *Gītā* ne trace pas de délimitation stricte entre les trois voies *(mārga)*. Au contraire, elle insiste sur la nécessité de les maintenir en parfait équilibre, et c'est précisément cette harmonie que l'on appelle souvent depuis « yoga royal » *(rāja-yoga)*, en une acception différente du yoga de Patañjali. En outre, le poème évoque en passant d'autres yogas encore : yoga de la volonté intelligente ou *buddhi-yoga* (chant II) ; yoga du renoncement aux actes ou *saṃnyāsa-yoga* (chap. V) ; yoga de l'identification au *Brahman* ou *Brahma-yoga* (*ibid.*, 19-26) ; yoga du recueillement ou *dhyāna-yoga* (chap. VI) ; yoga de la connaissance intuitive ou *vijñāna-yoga* (chap. VII), sans compter des allusions plutôt discrètes aux techniques d'assise et de souffle du yoga classique. En réalité, là encore, toutes ces approches se complètent, donnant parfois au lecteur une impression de flou mais l'emportant finalement vers une expérience radieuse d'unité. La première question, et peut-être la plus importante, que soulève l'« Évangile de l'hindouisme » est celle-ci : l'action *(karman)* est-elle incompatible avec la perfection spirituelle ou peut-elle, au même titre que la contemplation, permettre d'acquérir la Délivrance, ici conçue non comme une fuite hors du *saṃsāra* mais comme une union béatifique avec la Personne divine ? Question qui prend d'autant plus de force qu'elle est posée dans un contexte épique et guerrier[1] par le prince Arjuna – archétype de l'homme d'action, passionné, « râjasique » – à son *sūta* (à la fois conducteur de char et barde) Kṛṣṇa – archétype du sage, du « guide » mais, qui plus est, incarnation divine[2] – au commencement d'une bataille décisive que vont se livrer deux clans âryens étroitement consanguins : à la pensée qu'il va devoir, avec son armée, tuer des membres de sa famille, le héros est submergé par l'angoisse, cherche à se dérober au combat et c'est à l'occasion de cette débâcle intérieure que le premier enseignement essentiel de la *Gītā*, le *karma-yoga*, est donné.

1. Composée au IIIe ou IIe siècle av. J.-C. (?), la *Bhagavad-gītā* (700 stances découpées en 18 chants) constitue un fragment du VIe Livre du Mahābhārata, le plus long poème épique de l'Inde (180 000 vers de 16 pieds, avec quelques passages en prose).

2. On dit souvent que Kṛṣṇa est l'*avatāra* (« descente », manifestation) de Viṣṇu, le dieu chargé de rétablir le *dharma* lorsque celui-ci est menacé de disparaître. Mais, dans la *Gītā* où il est considéré comme le Dieu suprême, il incorpore également les attributs de Brahmā (puissance créatrice) et de Śiva (destruction, transmutation), voire du *Brahman* impersonnel.

I. — Le « karma-yoga »

Tout d'abord, enseigne Kṛṣṇa, « ce n'est pas en s'abstenant d'agir que l'homme atteint la liberté du non-agir, ni simplement en renonçant (aux œuvres) qu'il parvient à la perfection. Car nul ne demeure même un instant sans action ; tout être est inévitablement contraint à l'action par les modes *(guṇa)* nés de la Nature *(Prakṛti)* » (III, 4-5). Rien ne sert de s'abstenir de l'acte au sens extérieur du mot si l'on continue d'évoquer mentalement les objets sensibles (III, 6). Seul excelle « celui qui, maîtrisant ses sens par l'esprit, sans attachement, s'engage avec les organes de l'action dans le yoga de l'action » (III, 7). Il faut donc – puisque « l'action est supérieure à l'inaction » (III, 8) – accomplir les œuvres prescrites, les devoirs qui incombent à chacun d'entre nous en vertu de sa situation particulière : « Mieux vaut (pour chacun) sa propre loi d'action *(svadharma)*, même imparfaite, que la loi d'autrui *(paradharma)*, même bien appliquée. Mieux vaut périr dans sa propre loi ; il est périlleux de suivre la loi d'autrui » (III, 35). Pour résumer : « Tu as droit à l'action, mais seulement à l'action, et jamais à ses fruits ; que les fruits de tes actions ne soient point ton mobile ; et pourtant ne permets en toi aucun attachement à l'inaction » (II, 47).

On aperçoit, à travers ces quelques citations, combien profonde et subtile est la synthèse réalisée par la *Bhagavad-gītā* : d'un côté, en réaction contre un certain « quiétisme » upaniṣadique, revalorisation des œuvres ; mais, d'un autre côté, éloge du détachement au sein même de l'activité la plus intense. Ce qui importe en effet, c'est de « renoncer à la soif de récompenses pour ses actes *(phala-tṛṣṇā-vairāgya)* », c'est d'agir avec le maximum d'efficacité et d'habileté (« le yoga est habileté dans les actes », II, 50), sans poursuivre d'intérêt personnel (argent, admiration ou reconnaissance d'autrui, gloire présente ou posthume), sans même se soucier du résultat : à ce prix, le travail de chacun devient un yoga, quelle que soit la caste à laquelle il se rattache, la fonction qu'il occupe, la tâche prestigieuse ou humble qu'il doit exécuter ; et, à ce prix seulement, même l'action violente – celle devant laquelle recule Arjuna – est justifiée si, exempte de haine et de colère, elle est accomplie d'une façon tout impersonnelle, pour rétablir le *dharma* (l'Ordre socio-cosmique, la Loi qui maintient toute chose à sa juste place). L'œuvre qui, pour la plupart des humains, n'est qu'une occasion de confirmer leur ego se transforme au contraire, pour le *karma-yogin*, en moyen privilégié de l'effacer : « Ne demandant et n'attendant rien, maître de son esprit et de toute sa personne, il a renoncé à toute appropriation... Satisfait de ce qu'il reçoit sans qu'il l'ait recherché, ayant franchi les dualités, n'enviant personne, égal dans l'échec et le succès, il n'est pas enchaîné alors même qu'il agit » (IV, 21-22). Autrement dit, son action ne laisse plus de « résidus karmiques », n'entraîne pas de nouvelles renaissances. C'est le yoga de l'équanimité : « Il ne se réjouit pas quand il reçoit ce qui est plaisant ni ne s'afflige quand il reçoit ce qui est déplaisant » (V, 20) ; « Il considère d'un œil égal la motte d'argile, la pierre et l'or... les amis, les ennemis, les indifférents, les neutres, les gens haïssables, les alliés, les bons, les méchants » (VI, 8-9).

Un si haut degré de conscience dans l'action équivaut à transmuter celle-ci, eût-elle une apparence profane, en rite et même en sacrifice *(yajña)*. « Pratiquer les œuvres en tant que sacrifices » est un précepte de Kṛṣṇa (IV, 23). Il ne s'agit pas seulement ici des sacrifices aux dieux – qui ont toujours plus ou moins un caractère intéressé car on en espère un retour – ni même des sacrifices physiologiques ou mentaux chers aux *upaniṣad* : offrir ses souffles, offrir ses sens, offrir son étude, sa connaissance, etc. C'est la vie tout entière qui doit devenir sacrifice, offrande ; le yoga cesse d'être le domaine réservé de quelques ascètes retirés du monde ; il se vit au jour le jour, il s'incarne dans le siècle ; l'action, purifiée du désir, sanctifie, délivre car « celui qui sait voir dans l'action la non-action et dans la non-action l'action, celui-là entre tous les hommes possède la vigilance de l'esprit, celui-là est unifié en yoga » (IV, 18).

Ainsi la *Gītā* résout-elle le très ancien conflit indien entre vie active et vie contemplative, entre la voie védique du *karman* – au sens d'action rituelle – qui assurait le bonheur terrestre et céleste et la voie du *jñāna* – la « Connaissance née du yoga » – censée mener à la Délivrance, entre ce que l'on pourrait appeler schématiquement la religion des *brāhmaṇa* et celle des *upaniṣad* (mais il s'agit au fond plus de deux *techniques* que de deux religions). Certes d'autres ouvrages, contemporains ou légèrement postérieurs, ont essayé de réconcilier les deux positions en encourageant la pratique conjointe (soit simultanée, soit alternée) de l'action sacrificielle et de la contemplation *(karma-jñāna-samuccaya)* : ainsi la *Vasiṣṭa-samhitā* (composée entre 300 et 100 av. J.-C.) et le *Bṛhad-yogi-yājñavalkya* (rédigé entre le Iᵉʳ et le IIIᵉ siècle de notre ère). Mais avec la *Bhagavad-gītā* l'horizon s'élargit et se libère considérablement en englobant tous les aspects de la vie et surtout en subordonnant aussi bien l'action que la connaissance à une discipline spirituelle, sinon inconnue avant elle, du moins promue désormais à un magnifique développement : celle de la *bhakti*.

II. — Le « bhakti-yoga »

Bien que l'auteur de la *Gītā* estime les trois approches vers la Délivrance – action, amour et connaissance – indissociables et complémentaires, il est évident que sa sympathie va vers la seconde. A une question d'Arjuna : « De ceux qui, perpétuellement unifiés, te servent avec dévotion *(bhakti)* ou de ceux qui honorent l'Impérissable non manifesté, quels sont les meilleurs experts en yoga ? », l'*avatāra* répond : « Ceux qui, unifiés, absorbant en moi leur esprit, m'adorent constamment et qui possèdent une foi extrême, ceux-là sont, à mes yeux, les *yogin* les plus accomplis » (XII, 1-2). Cette supériorité ne tient pas uniquement au fait qu'il est plus facile de s'attacher à un Absolu personnel qu'à un Absolu impersonnel (le *Brahman* sans forme que recherchent les *vedāntin* et dont l'accès, selon Kṛṣṇa, est « douloureux et difficile pour les êtres liés à un corps »). La voie de la *bhakti* est préférée parce qu'elle se révèle plus rapide, plus naturelle, plus complète, parce qu'elle permet une expérience directe, concrète et en quelque sorte « interactive » de Dieu. Lorsque le « Bienheureux » *(Bhagavant)* donne à Arjuna la vision synthétique, universelle de sa Forme en lui prêtant un « œil divin » – sans lequel aucun être ne pourrait supporter une pareille théophanie – il précise : « Ce ne sont ni les Vedas, ni les sacrifices, ni les études savantes, ni les aumônes, ni les œuvres rituelles ou les austérités qui rendent possible à tout autre que toi de me contempler sous cette forme dans le monde des hommes (XI, 48)... (Cette Forme suprême) ne peut être vue, connue, pénétrée que par la *bhakti* qui ne considère, n'adore et n'aime que moi seul en toute chose » (XI, 54). C'est que le sens premier du mot *bhakti* (de la racine *bhaj*) est « partage, participation ». Il implique un mouvement, une attirance *réciproque* de l'Absolu et du relatif, du Seigneur et de son fidèle : « Celui qui me dédie les œuvres qu'il accomplit, celui dont je suis la fin suprême, mon dévot (*bhakta* : "m'ayant reçu en partage"), libre de tout attachement et de toute hostilité à l'égard de l'ensemble des êtres, c'est celui-là qui vient à moi » (XI, 55). L'accent est ici nettement sotériologique. Cet adorateur qui n'a pas d'autre joie que lui, le dieu le « retire promptement de l'océan de la transmigration et de la mort » (XII, 7). Sa délivrance est assurée, « quelle que soit sa manière de vivre » (VI, 31), fût-il « un grand criminel » (IX, 30), « car ceux qui prennent refuge en moi, femmes, artisans ou serviteurs, et même ceux à qui leurs fautes passées ont valu la pire des naissances (les "hors-caste"), tous atteignent le But suprême » (IX, 32). On sait que, en bonne orthodoxie brahmanique, seul un représentant mâle de la caste sacerdotale pouvait prétendre à être « délivré ». Avec l'expansion de la *bhakti*, la Libération s'ouvre aux femmes et aux basses castes, voire aux intouchables puisque, comme l'écrira le grand visionnaire du kṛṣṇaïsme bengali, Caitanya (1485-1533), « même un paria est meilleur qu'un brahmane, s'il s'est adonné au culte de Hari (Viṣṇu) ». Pour le dieu seules comptent la sincérité et l'intensité de la *bhakti* : « Celui qui m'offre avec dévotion ne fût-ce qu'une feuille, une fleur, un fruit ou de l'eau – cette offrande d'amour, venue d'un cœur pur, je l'agrée » (IX, 26). La forme extérieure sous laquelle on adore le divin, le nom qu'on lui donne, le courant religieux ou sectaire auquel on se rattache n'importent pas davantage : « Comme les hommes choisissent de m'approcher, ainsi je les accepte en mon amour ; c'est ma voie que les hommes suivent de diverses façons (IV, 11)... Quelle que soit la forme de moi qu'un dévot veuille adorer avec foi, je fais que sa foi soit ferme et ne vacille pas. Plein de cette foi, il s'engage dans le culte de cette forme ; et, par là, il obtient ce qu'il désire ; c'est moi-même qui dispense ces fruits » (VII, 21-22).

Pourtant une question se pose : dans une voie où le sentiment, l'élan du cœur paraît suppléer à tout, peut-on encore parler de yoga, au sens traditionnel de discipline ? La réponse est dubitative si l'on examine certaines formes mièvres, émollientes de la *bhakti* de basse époque – non sans analogie avec un certain piétisme baroque occidental – où les notions, légitimes et anciennes, de « grâce » *(prasāda)* et d'« abandon » *(prapatti)* envahissent tout et semblent dispenser de tout effort ; c'est le triomphe, pour employer la terminologie *bhakta*, de la « méthode du chat » sur la « méthode du singe » : le petit singe en cas de péril se cramponne à sa mère et est ainsi sauvé, tandis que c'est la chatte qui prend ses petits par la peau du cou et les sauve sans qu'ils aient à intervenir. Dans le premier cas, l'effort (le yoga) s'avère donc efficace ; dans le second au contraire, la passivité, la confiance aveugle assurent le succès. Or chacune de ces deux attitudes, si elle devient exclusive de l'autre, trahit le message de la *Bhagavad-gītā* pour laquelle ascèse et abandon ne se contredisent pas plus qu'amour et connaissance : équilibre encore maintenu chez Rāmānuja, brahmane tamoul du XIe siècle, ardent dévot de Viṣṇu mais aussi métaphysicien de grande envergure. Après lui, d'ailleurs, et jusqu'à nos jours, bien des maîtres viṣṇuites intégreront tel quel, sans le modifier, le yoga à « huit membres » de Patañjali dans les autres voies préconisées : *karma-yoga*, *jñāna-yoga* et *bhakti-yoga* (la première étant estimée supérieure à la seconde mais celle-ci, néanmoins, étant tenue pour nécessaire à la troisième, la plus développée de toutes).

La *sādhana-bhakti* (la « *bhakti* comme effort de réalisation ») n'exclut pas forcément toute volonté individuelle ; mais, plus volontiers, elle s'en remet à la force propre de l'amour pour purifier le psychisme de l'aspirant. Plutôt que de s'attaquer de front à ses tendances négatives, on lui conseille de n'accomplir tous ses actes, de n'éprouver tous ses sentiments qu'en référence à la divinité qu'il a choisi d'adorer : son seul désir devient de la posséder, son seul orgueil de lui appartenir, sa seule colère de ne pouvoir la rejoindre assez vite, sa seule angoisse de l'oublier fût-ce un instant, etc. Partant du principe que plus on aime une chose ou un être, plus facilement on se concentre dessus, chacun prend pour support de contemplation une image *(pratima)* représentant son *iṣṭa-devatā*, sa « divinité d'élection » (Śiva, la Déesse sous l'un ou l'autre de ses noms, Viṣṇu ou l'un de ses *avatāra* : Kṛṣṇa ou Rāma) ou encore son propre *guru*, considéré comme une incarnation du Suprême. A travers les détails de l'image, le *bhakta* médite sur tel ou tel attribut divin qu'il souhaite s'approprier. Il peut du reste préférer d'autres symboles visuels (flamme, soleil, ciel infini) ou regarder l'univers entier comme la manifestation de Dieu. Nombre de moyens s'ajoutent pour attiser la ferveur du *bhakta* : le rituel d'adoration *(pūjā)*, tantôt très simple, tantôt très élaboré ; les pèlerinages ; les jeûne ; la fréquentation des saints ; le chant *(kīrtana)* souvent accompagné de danse ; l'écoute *(śravana)* des textes sacrés ; la répétition des noms divins *(japa)*, exercice essentiel qui peut être accompli par tous, en tout temps, en tout lieu, soit à voix haute, soit en murmure, soit – ce qui est tenu pour la forme la plus efficace – de manière purement mentale. Tous ces moyens concernent surtout la *bhakti* traditionnelle *(vaidhī-bhakti)* où le dévot n'a pas encore établi une relation personnelle avec Dieu. Dans la *bhakti* passionnée *(rāgānuga-bhakti)*, plus aucune règle ne subsiste. L'amour parfait *(preman)* devient le seul maître, dicte à l'adorateur sa conduite incompréhensible à qui ne suit pas la même voie : envahi par la divinité, le *bhakta* peut rire, pleurer, chanter, danser, s'évanouir, passer de l'enthousiasme le plus débordant à la prostration la plus totale.

Toutefois, même dans un domaine aussi mouvant et insaisissable, on retrouve le goût indien pour la classification et la hiérarchie. Cinq modalités principales *(bhāva)* ou « saveurs » *(rasa)* marquent la progression vers l'amour total : 1 / *śānta*, l'apaisement de l'esprit qui se retire des objets de ce monde et se concentre en Dieu seul ; 2 / *dāsya*, le sentiment d'être le serviteur de Dieu, trouvant dans ce service une joie suffisante ; 3 / *sakhya*, l'amitié, Dieu n'étant plus le maître mais le compagnon proche du cœur ; 4 / *vātsalya*, une tendresse comparable à celle qu'éprouve la mère pour son enfant ; 5 / *madhura*, l'amour de la jeune femme pour son bien-aimé. Cette relation, de toutes la plus profonde, se subdivise elle-même en deux nuances : la première *(svakīya)* est symbolisée par l'amour stable, fidèle de l'épouse envers son mari ; la seconde *(parakīya)*, supérieure parce que plus démesurée, plus périlleuse, non entachée de devoir et d'habitude, est la passion de la femme illégitime, de l'amante pour son amant : c'est la relation de Rādhā et des *gopī*, « bouvières » du Vṛndāvan, avec Kṛṣṇa, thème d'une abondante littérature érotico-mystique. Cet amour enflammé oscille entre deux phases : enivrement dans la communion avec l'aimé *(madana)* et égarement dans la séparation *(mohana)*. Toutes ces émotions spirituelles – et bien d'autres encore que s'est complu à distinguer le viṣṇuisme du Bengale – fusionnent et culminent dans *mukhya-bhakti*, la « *bhakti* parvenue à maturité ». L'état ultime d'unification ou *bhakti* suprême *(parabhakti)* s'épanouit lorsque adorateur et objet d'adoration ne font plus qu'un, lorsque le soi individuel est absorbé dans le Soi suprême, à l'image de la « rivière qui, une fois entrée dans la mer, ne se distingue plus par le nom et la forme » *(Bhāgavata-purāṇa* X, 30, 19).

III. — Le « jñāna-yoga »

La doctrine métaphysique sur laquelle s'appuie la *Bhagavad-gītā* est un sāṃkhya souple, non encore systématisé, conjuguant avec aisance les points de vue dualiste et non dualiste. La Personne suprême *(Puruṣottama)* dont elle recommande l'adoration se situe au-delà de la dyade *Puruṣa-Prakṛti* du sāṃkhya classique, au-delà du « périssable » (le manifesté) et de l' « impérissable » (le non-manifesté), au-delà même de l'être et du non-être. Elle équivaut donc au *Parabrahman* des *upaniṣad* et, pas plus que ce dernier, ne peut être connue comme on connaît un objet extérieur : on ne peut la connaître que dans la mesure où l'on participe de sa nature, où l'on devient un *jñānī-bhakta*, un amant de Dieu qui possède la connaissance (VII, 17). Le *jñāna-yoga* se voit bien ici déjà validé mais ce n'est qu'à partir des grands fondateurs du *vedānta* non dualiste *(advaita-vedānta)*, Gauḍapāda (vers 600) et surtout Śaṅkaracārya (vers 750), qu'il s'imposera comme une voie autonome et complète pour atteindre la Délivrance.

Selon Śaṅkara, « ce n'est ni par le yoga (le *rāja-yoga* de Patañjali) ni par le sāṃkhya (la méthode spéculative, analytique) ni par l'action (rituelle ou morale) ni par l'érudition que la Délivrance survient. Il est nécessaire que tu réalises toi-même l'identité du *jīva* (l'âme individuelle) et du *Brahman* ; pour gagner son indépendance, l'homme ne dispose d'aucun autre moyen »[1]. Certes les *vedāntin* maintiendront généralement une certaine estime – parfois quelque peu condescen-

1. *Vivekacūḍāmaṇi*, 56.

dante – envers les praticiens du yoga royal. Ils reconnaîtront aussi qu'on ne peut entreprendre l'investigation *(vicāra)* qui conduit au *Brahman* sans de solides qualités intellectuelles : capacité de raisonner correctement, de comprendre en profondeur les Écritures, talent de produire des arguments en faveur de ces dernières ou de réfuter les objections de leurs détracteurs, etc. Ils admettront que l'action désintéressée, si elle ne permet pas de percevoir le Réel, contribue du moins à assainir le psychisme. Qui plus est, avec leur maître Śaṅkara, ils affirmeront qu'« entre tous les moyens qui concourent à la Délivrance, c'est à la *bhakti* que revient la place d'honneur », quitte à donner de cette « dévotion » une définition virile : « effort auquel se livre l'aspirant pour réaliser sa propre et véritable nature »[1]. Pourtant aucune de ces approches ne vaut à leurs yeux *vairagya* et *viveka*, deux vertus qui sont pour l'homme ce que les deux ailes sont pour l'oiseau[2] : d'une part, le renoncement radical et inconditionnel à tous les liens sociaux, familiaux, à toutes les jouissances personnelles, ici-bas ou dans des mondes supérieurs ; d'autre part, la discrimination entre le Réel et l'irréel. Seul mérite le nom de « Réel » ce qui n'est soumis à aucun changement et n'a d'autre support que soi-même : *Brahman*. Tout le reste, étant entraîné dans un devenir incessant et dépendant d'une conscience percevante, est irréel, pur produit de l'imagination *(kalpanā)*, simple apparence *(a-vastu)*, puissance d'illusion *(māyā)* qui voile ce qui est et projette à la place ce qui n'est pas. La discrimination consiste donc à dégager *Brahman* en nous (le Soi, l'*ātman*) des enveloppes qui le cachent, « comme on décortique un

1. *Ibid.*, 31. On attribue d'ailleurs à Śaṅkara plusieurs ouvrages de dévotion.
2. *Ibid.*, 374.

grain de riz, le séparant de la balle qui le recouvre en le frappant dans un mortier »[1]. Poursuivant son enquête à travers les trois états de conscience (veille, rêve, sommeil profond), le *jñānin* se désidentifie de ses trois corps (grossier, subtil et causal). Il constate qu'il n'est ni les organes des sens, ni les énergies vitales, ni la fonction mentale, ni même l'intellect si aiguisé soit-il. Il rejette toutes ces limitations, tous ces conditionnements adventices *(upādhi)* que l'*ātman*, par une sorte d'autosuggestion, s'est lui-même surimposés, toutes ces fausses identifications avec telle ou telle partie de l'individualité. Au terme de ce déshabillage, le Soi, de lui-même, se révèle, Témoin ultime *(sākṣin)* et Ordonnateur interne *(antaryāmin)* de toutes les actions, identique au *Brahman* suprême sans qualification *(nirguṇa)* ni spécification *(nirviśeṣa)* : lorsqu'on définit en effet le *Brahman* comme *sat-cid-ānanda* (Être absolu – Conscience absolue – Béatitude absolue), il faut comprendre que ces trois « attributs » sont aussi indissociables du Réel que la chaleur et la lumière le sont du feu.

La méthode propre du *jñāna-yoga*, outre le développement de certaines vertus (calme, maîtrise de soi, endurance, stabilité mentale, compassion, oubli des injures) consiste d'abord à écouter attentivement *(śravana)* l'enseignement oral d'un *guru* – un « homme de poids » qui a lui-même atteint la Délivrance ; puis à réfléchir profondément *(manana)* aux instructions données ; ensuite à méditer cette vérité *(nididhyāsana)*, ce qui implique la cessation de la pensée rationnelle et son remplacement par l'intuition silencieuse ; enfin à réaliser directement l'identité entre le *jīva* et le *Brahman* dans l'immersion du *samādhi*. Celui-ci peut comporter deux degrés, compa-

1. Śaṅkara, *Ātmabodha* (« la Compréhension du Soi » qui est aussi « Éveil à Soi-même »), 15.

rables à ceux que distingue Patañjali (voir chap. III, 6 et 8) : d'abord le *savikalpa-samādhi* dans lequel le *yogin*, quoique plongé en *Brahman*, fait encore une distinction entre connaisseur, connu et connaissance, et garde, si ténue soit-elle, une conscience de son individualité ; ensuite le *nirvikalpa-samādhi*, état supraconscient où toute différenciation s'abolit entre sujet et objet, ceci et cela : c'est l'absorption totale, l'extinction *(nirvāṇa)* du monde empirique ; et seule cette expérience suprême permet d'échapper définitivement à la transmigration et d'acquérir la Délivrance – laquelle apparaît d'ailleurs à ce moment aussi irréelle que la servitude, puisque toutes deux n'existaient que dans le mental et que ce mental, en tant que tel, n'existe plus. Le *jñānin* ne voit plus désormais, en toute circonstance, en tout lieu, à tout instant, que *Brahman* et *Brahman* seul. Pour lui, « vague, flocon d'écume, tourbillon, bulle, etc., tout n'est en fin de compte que de l'eau »[1]. Les autres êtres, ceux en qui subsiste, si peu que ce soit, la perception d'un univers distinct et d'âmes distinctes ou ceux qui se satisfont d'un état béatifique mais non ultime ne sont, en comparaison de celui qui sait, que de « simples amateurs, n'ayant de la Vérité qu'une connaissance d'emprunt »[2].

On voit ainsi combien le *jñāna-yoga*, dans la mesure du moins où on l'identifie avec la doctrine de Śaṅkara, est un chemin abrupt, aride, plus dépouillé encore que l'*aṣṭāṅga-yoga* de Patañjali. Tout comme ce dernier, mais avec une perspective moniste beaucoup plus nette et un mépris plus marqué pour le corps, Śaṅkara – qui était lui-même un brahmane śivaïte – s'adresse essentiellement à des *saṃnyāsin*, à des hommes de feu et de bronze ayant renoncé à tous les désirs sauf à celui de conquérir la Délivrance. La solitude est d'ailleurs

1. *Vivekacūḍāmaṇi*, 390.
2. *Ibid.*, 356.

recommandée à qui veut suivre cette voie. Il est vrai qu'une fois le but atteint, le *muni* (le sage solitaire) a, parmi ses nouvelles et infinies libertés, celle de « redescendre » dans le monde, soit pour enseigner, soit pour assumer toutes les formes ou états qu'il veut et dont il ne risque plus aucunement d'être dupe, dès lors qu'il a perçu l'univers tout entier comme l'expression du Soi. Cette « réalisation descendante » est décrite par Śaṅkara lui-même dans certains de ses hymnes avec une chaleur et une générosité qui démentent l'image souvent rigide et austère qu'on donne de lui : le « délivré vivant » *(jīvan-mukta)* tantôt se mêle aux riches citadins, tantôt dort à même le sol de la forêt ; il va de palais somptueux en hutte misérable, joue avec des enfants ou s'entretient avec des vieillards, parle poésie avec des poètes et logique avec des logiciens, chante indifféremment les louanges de Śiva ou de Viṣṇu ou de n'importe quel dieu ou déesse, se tait, parle, rit, veille, rêve, dort, se mêle à des affaires mondaines, verse même – à la façon des tantriques – « des gorgées de vin pur dans les bouches des *śakti* ou en prend lui-même par sa propre bouche », jouit sans relâche de la Délivrance, plongeant et replongeant dans *Māyā*, la « Grande Merveille », devenue pour lui identique au *Brahman* ; ne faisant plus de distinction entre les hommes et se reconnaissant en tous, « il est silencieux avec le taciturne, vertueux avec le vertueux, savant avec le savant, affligé avec l'affligé, dans le bonheur avec l'heureux, dans le plaisir avec le jouisseur, stupide auprès du stupide, juvénile avec les jeunes femmes, loquace parmi les bavards, lui, le fortuné qui a conquis les trois mondes, il est méprisé avec le misérable ! »[1].

1. *Jīvan-mukta-ānanda-laharī* (« l'Océan de félicité du délivré vivant »), trad. René Allar, publiée dans *Approches de l'Inde,* Cahiers du Sud, 1949.

Chapitre V

LE YOGA ŚIVAÏTE

L'hindouisme – si l'on veut limiter l'emploi de ce terme à la forme que revêt le brahmanisme vers le début de l'ère chrétienne – se caractérise par une tendance plus ou moins prononcée à mettre en évidence une Personne suprême, en la superposant plutôt qu'en la subordonnant (sauf dans le cas du vedānta śaṅkarien) au Principe impersonnel *(Brahman)* des *upaniṣad.* Ce théisme s'oriente en trois courants majeurs : viṣṇuisme, śivaïsme et śaktisme où la Déesse, quoique passant au premier plan, reste presque toujours associée à une forme de Śiva. Il s'exprime, en se mêlant de mythologie, dans une luxuriante littérature dite « purāṇique » (de *purāṇa*, « récit d'autrefois »), accessible à toutes les castes. Cette évolution se manifeste aussi dans un grand nombre de traités spéculatifs et techniques appelés *saṃhitā* (recueils) quand ils sont viṣṇuites *(vaiṣṇava)*, *āgama* (traditions) quand ils sont śivaïtes *(śaiva)* et *tantra* (livres) quand ils magnifient la Puissance féminine de l'univers. Cependant ces distinctions n'ont qu'une portée relative : il existe des *āgama* viṣṇuites, *śākta*, voire bouddhistes et *jaina*, tandis que le terme *tantra* s'applique souvent aux *āgama* śivaïtes cités par leurs adeptes du Nord, ou bien prend une valeur générique pour désigner l'ensemble de cette nouvelle « Révélation » non védique mais néanmoins divine : Révélation āgamique ou tantrique, comme on voudra la nommer. Alors que les Vedas, dans leur partie ancienne (hymnes, rituels), enseignaient ce qui assure la jouissance des biens temporels *(bhukti)*, puis, dans leur partie spéculative *(araṇyaka, upaniṣad)*, ce qui permet d'atteindre la Délivrance *(mukti)*, les *āgama* et les *tantra* conduisent *simultanément* à la jouissance et à la Délivrance. En outre, leur message s'adresse à l'humanité du *kali-yuga*, « âge sombre » qui est encore et même plus que jamais le nôtre et qui voit la dissolution de toutes les formes spirituelles, éthiques et sociales.

Les *āgama* comprennent en principe (rarement en fait) quatre sections : 1 / la doctrine ou connaissance *(jñāna* ou *vidyā*), les points de vue métaphysiques pouvant différer d'un ouvrage à l'autre, allant du dualisme le plus radical (*Śaivasiddhānta* sanskrit) au monisme le plus pur (śivaïsme du Kaśmīr) en passant par des formes mitigées (śivaïsme tamoul, secte des *Liṅgāyat*) ; 2 / le rituel *(kriyā)* lié à la reconnaissance d'un dieu personnel et impliquant la construction de temples et d'images divines, l'utilisation de formules *(mantra)* totalement différentes des versets védiques du même nom, de gestes de mains *(mudrā)* et de diagrammes symboliques *(yantra, maṇḍala)* inconnus de l'ancien culte : c'est de loin la partie la plus développée ; 3 / des règles de comportement individuel *(caryā)* en vue de préparer le disciple aux initiations qui sont ouvertes à tous, sans distinction de sexe ou de caste, à la seule condition de présenter les qualifications requises ; 4 / des méthodes de yoga *(aṣṭāṅga-yoga* et *haṭha-yoga* surtout).

Les formes de yoga qu'il nous reste à examiner se rattachent en grande partie à ces manuels souvent inintelligibles sans le complément d'une tradition orale. Elles ont été pratiquées par des sectes multiples, les unes disparues, les autres toujours vivantes, dans des retraites *(āśrama)*, des monastères *(matha)* ou au sein de confréries itinérantes plus ou moins secrètes, dont la filiation et l'histoire sont par définition problématiques. Difficile aussi en certains cas de déterminer si elles sont plus spécifiquement *śaiva* ou *śākta.* Dieu ambivalent, tour à tour ou en même temps destructeur et bienfaisant, maître de la mort et de l'immortalité, possédant un double visage de grâce et de colère, Śiva est bien l'ascète nu enduit de cendres qui demeure assis en posture de yoga sur un pic de l'Himâlaya ou sur le Kailâsa. Il est le « Seigneur du yoga » *(yogeśvara)*, le « grand *yogin* » *(mahāyogin)*. En tant que tel, il domine la Nature, figurée comme son épouse ou son amante. Mais, selon d'autres conceptions, c'est elle la souveraine, à moins qu'elle n'apparaisse comme une moitié indissociable de lui.

I. — Śivaïsme du Sud, « Pāśupata » et sectes apparentées

Le nom de *Pāśupata* ou adeptes de Śiva *Paśupati*, le « Maître du bétail », est attesté dès le *Mahābhārata* puis, épigraphiquement, dans les premiers siècles de notre ère. Il paraît lié à la doctrine d'un *yogin* appelé

Lakuliśa (le « seigneur qui porte une massue »), dont l'enseignement se serait répandu à partir du Gujarāt, puis du Mysore, vers le nord jusqu'au Népal. Florissante aux IXe et Xe siècles, la secte des *Pāśupata* aurait disparu vers le XIVe à moins que, comme il arrive souvent, elle n'ait été absorbée par quelque autre. Nous reviendrons sur certaines des pratiques « excentriques » qu'on lui a attribuées, ainsi qu'à d'autres écoles qu'on peut considérer plus ou moins comme ses ramifications. Mais il vaut de s'arrêter un moment sur les points fondamentaux de sa théologie parce qu'on les retrouve dans tous les courants śivaïtes, surtout du sud de l'Inde.

Trois réalités éternelles, distinctes par nature, sont reconnues : *Pati*, le Maître ; *paśu*, le bétail ; *pāśa*, le lien.

Śiva, le « Propice » est *Pati*, Dieu, le Seigneur suprême de tous les êtres et le Protecteur du bétail. Infini, indivisible, absolument libre et conscient, un et sans second, omniscient, omnipotent, omniprésent, on le dit toujours uni à son Énergie, Śakti. C'est grâce à cette dernière qu'il assume ses cinq fonctions dont trois sont cosmiques : manifestation, maintien, destruction (aspects que l'hindouisme en général dévolue à Brahmā, Viṣṇu et Śiva), et dont deux concernent les âmes individuelles : occultation, c'est-à-dire pouvoir de cacher la vérité ultime, et inversement grâce, pouvoir de révéler cette vérité.

Les *paśu* sont les âmes incarnées, ligotées dans leur condition existentielle comme les animaux domestiques sont asservis par l'homme. Cependant, à la différence des animaux, seul l'être humain a une possibilité de libération spirituelle. Aussi la naissance dans un corps humain est-elle tenue pour une « chance » très favorable, qu'il importe de ne pas gaspiller.

Enfin *pāśa* représente tous les conditionnements qui rendent l'âme prisonnière, tous les « nœuds coulants » qui l'étranglent. Le dénombrement et le détail de ces liens varient selon les sectes. On peut néanmoins les ramener à trois catégories principales : 1 / d'abord une impureté innée, congénitale *(sahajamala)* ou encore « atomique » *(āṇavamala)* parce qu'elle « atomise » la conscience, lui impose un sentiment de limitation et de finitude, dont l'âme ne peut se délivrer qu'en agissant, en affrontant l'univers objectif ; 2 / *māyā*, la cause matérielle du monde (alors que Śakti en est la cause efficiente), puissance d'illusion de Śiva, bénéfique en ce qu'elle apporte à l'âme le champ d'expériences indispensables à sa purification mais devant pour cela l'enserrer dans un certain nombre de « cuirasses », de conditions restrictives (temporalité, multiplicité, causalité, désir, connaissance distinctive) ; 3 / enfin le *karman* dont les śivaïtes ne se font pas une idée très différente de l'ensemble des hindous sinon qu'ils estiment que la grâce de Śiva, venant à la rencontre d'une dévotion fervente et d'un effort intense du *yogin*, peut suffire à anéantir tous les résidus impurs de la destinée.

Ces conceptions générales sont donc communes à toutes les écoles śivaïtes, mais non sans nuances notables. Il faut ici d'abord distinguer un corps de doctrines très bien systématisé, fondé sur 28 *āgama* fondamentaux – plus quelque 200 textes secondaires *(upāgama)* – et rédigé en sanskrit entre les Xᵉ et XIVᵉ siècles approximativement : le *Śaivasiddhānta* ou « conclusions relatives à Śiva ». On pense, mais sans certitude, que la plupart de ces traités proviennent du sud de l'Inde, quoique leur action ait pu s'exercer dans d'autres régions, notamment le Kaśmīr (famille des Kaṇṭha). Selon le *Śaivasiddhānta* sanskrit, il existe une dualité jamais abolie entre Śiva, pure Conscience, et la matière première d'où sort le monde phénoménal, entre le Soi suprême et les âmes individuelles qui, même une fois libérées, restent distinctes de Lui. La qualité essentielle du Seigneur est la grâce : Śiva agit, produit, maintient, détruit, transforme, aveugle ou illumine toujours par sa grâce. Pour obtenir celle-ci il convient d'épuiser les conséquences de ses actes, le monde ayant été déployé précisément à cet effet.

Si l'on observe maintenant le śivaïsme tamoul – également appelé *Śaivasiddhānta* – on relève le même accent mis sur la grâce ou la compassion divine mais une vision plus unitaire du Principe suprême et de l'univers empirique. En même temps qu'est maintenue une différence entre Śiva et le monde, est affirmé le caractère indissoluble de leur union *(abheda)* : on aboutit ainsi à la théorie du *bhedābheda* (« différence et non-différence ») ou dualisme mitigé. Ce courant très vivace en pays dravidien se fonde à la fois sur les *āgama* et sur l'enseignement populaire de 63 « saints » rénovateurs, les *Nāyanār*, dont la dévotion enthousiaste contribua, aux VIIe et VIIIe siècles, à évincer les religions rivales (jaïnisme, bouddhisme). Quant à la pratique actuelle, force est de constater que, dans ce mouvement, qui fournit des prêtres aux grands temples śivaïtes du Sud, le yoga, s'il n'est pas ignoré, a beaucoup moins d'importance que le rituel. De même les disciplines tantriques sont inexistantes ou affadies. En cela le śivaïsme tamoul ne diffère guère du viṣṇuisme florissant dans les mêmes régions avec son rituel non védique *(pañcarātra)* mais où les pratiques théoriquement tantriques sont remplacées par des substituts ne pouvant heurter l'orthodoxie : brahmanes stricts, les *śrīvaiṣṇava* suivent la doctrine de Rāmānuja (« non-dualisme du qualifié ») tout en associant le culte de Viṣṇu et de sa parèdre (Śrī).

Bien loin de ces formes « sages » on rencontre des méthodes ascétiques ou extravagantes issues de l'ancienne secte des *Pāśupata* et remontant même certainement beaucoup plus loin dans le passé de l'Inde, âryen ou aborigène. Les *Pāśupata* se recrutaient parmi les brahmanes mais, dès lors qu'ils prononçaient leur vœu de renonçants *(pāśupatavrata)*, ils perdaient leur caste en se plaçant en dehors et au-dessus du système social. Le bain de cendres *(bhasman)* trois fois par jour était leur marque *(liṅga)* distinctive, comme elle l'est restée pour maints ascètes śivaïtes, avec le port du trident, les cheveux nattés et les trois barres horizontales sur le front. Appliquant les *yama* et *niyama* du yoga classique, ils cultivaient un détachement absolu des objets de ce monde, exclusivement concentrés sur Śiva ou l'un de ses noms symboliques. Par la pratique intensive de leur yoga *(pāśupata-yoga)* ils devenaient des *siddheśvara* (« celui qui a réalisé le Seigneur ») et disposaient de pouvoirs occultes *(siddhi)* : omniscience, vision à distance, lecture des pensées, etc. Cependant leur objectif suprême demeurait l'union avec Śiva et non pas l'autonomie parfaite ou la puissance magique. Leur ascèse prenait aussi des aspects délibérément choquants, visant à susciter le mépris : rire sans raison, proférer des absurdités, ronfler ou feindre de dormir alors qu'on est éveillé, boiter, hausser les épaules, crier sans raison, se livrer à des mimiques lascives devant les femmes, trembler, perdre le contrôle de ses jambes, simuler la folie ou la débilité, etc. Toutes attitudes « hors norme » qui se réfèrent au comportement de Śiva lui-même que l'on décrit rôdant à travers forêts et montagnes ou sur les champs de crémation, solitaire ou avec son cortège de fantômes et de démons, semant partout l'effroi, le trouble, la stupeur. Ces conduites macabres et provocantes paraissent avoir été poussées plus loin encore par d'autres sectes également disparues ou subsistant à l'état marginal : les *Aghorī*, les *Kāpālika* et, dans une moindre mesure, les *Kālāmukha*.

Les premiers, dont le nom (euphémique) signifie « non redoutable », hantent les cimetières et, selon le principe qu'il n'existe ni pur ni impur et que l'on doit être capable de dépasser toute répulsion aussi bien que toute attirance, se nourrissent d'immondices ; des cas de cannibalisme sont même attestés mais, comme les sacrifices humains – volontaires ou non – que l'on impute à d'autres groupes *śaiva* ou *śākta*, il s'agit d'aberrations exceptionnelles, d'ailleurs amplifiées par les récits de leurs détracteurs et n'ayant de toute façon plus rien à voir ni avec le śivaïsme authentique ni avec le yoga authentique. D'autres comportements scandaleux ou sinistres qu'on leur prête – relations incestueuses, méditations où l'on prend pour siège un cadavre – peuvent provenir de symboles interprétés littéralement ou bien d'éléments de yoga dissociés, détournés dans le sens d'une magie rouge ou noire.

Apparus vers le Ve ou VIe siècle, les *Kāpālika* (les « porteurs de crânes », ainsi nommés parce qu'ils mendient leur pitance dans une calotte de crâne humain) vénèrent Śiva sous sa forme terrible *(Bhairava)*, dont l'épouse est *Bhairavī*, la « Terrifiante ». Bien des traits les rapprochent des *Nātha* et des *siddha* du tantrisme hindou et bouddhique : utilisation des crânes à des fins rituelles, guirlandes d'ossements, port du tambour en forme de sablier *(ḍamaru)*, etc., et, sur un plan plus fondamental, subversion des valeurs éthico-sociales, rupture de tous les « liens » (pitié, espoir, désespoir, honte, peur, dégoût, etc.). Comme les *Kaula* et autres adeptes de la « voie de la main gauche » tantrique, ils pratiquent le *pañcamakāra* (les « cinq M »), c'est-à-dire la consommation de cinq « substances » prohibées par l'orthodoxie védique et commençant toutes en sanskrit par la lettre M : *madya* (boissons alcoolisées), *māṃsa* (viande), *matsya* (poisson), *mudrā* (céréales, sauf le riz) et enfin *maithuna* (union sexuelle) avec des femmes initiées, souvent de basse caste (les « lavandières », *ḍombī*, des *tantra* bouddhistes).

Moins extrémiste dans ses procédés semble avoir été la secte des *Kālāmukha* (« visages noirs »), influente dans le Karṇāṭaka entre le XIe siècle et le début du XIIIe. Établie dans des temples et des collèges monastiques, elle accueillait les pauvres et les ascètes vagabonds. Aujourd'hui éteinte, elle a pu se fondre dans l'ordre nouveau des *Vīraśaiva* ou *Liṅgāyat*, encore bien vivant dans le centre du Dekkan. Le nom de *vīra* appliqué à ses membres viendrait de l'héroïsme avec lequel ils ont lutté pour s'imposer au début de leur histoire ; l'appellation *Liṅgāyat*, quant à elle, tire son origine d'un petit *liṅga* (« signe » axial de Śiva) en forme de colonne sur socle ou ovoïde qu'ils portent autour du cou mais sans lui attribuer aucune signification sexuelle. Dirigée par des moines ambulants appelés *jaṅgama* (« *liṅga* en mouvement »), la secte rejette le Veda, les castes, les images, l'inégalité entre les sexes, le mariage des enfants, tout en conservant les rites privés, les sacrements, d'autres observances reprises directement aux renonçants brahmaniques.

II. — Le śivaïsme tantrique du Kaśmīr

Le śivaïsme tantrique du Kaśmīr mérite une place à part. Aussi résolument non dualiste que le vedānta śaṅkarien, il égale celui-ci par la profondeur de ses vues mais le dépasse par la liberté d'esprit, proposant en outre des méthodes originales et parfois déconcertantes de yoga. *Trika*, « triade », est son nom générique. On peut entendre par là les trois énergies de Śiva : volonté, connaissance, activité ; ou bien Śiva lui-même, sa Śakti et l'individu limité (variante de *Pati*, *pāśa* et *paśu* dans les écoles du Sud) ; ou bien le triple niveau de l'expérience psychologique : sujet connaissant, connaissance, objet connu ; ou encore les trois voies de retour vers l'Absolu : voie divine, voie de l'énergie, voie de l'individu.

On divise en général ce śivaïsme du Nord en quatre courants principaux qui, d'ailleurs, ne s'excluent pas mutuellement puisque les mêmes auteurs ont pu écrire des œuvres en s'inspirant tantôt de l'un, tantôt de l'autre. Chaque tradition possède sa littérature propre mais se réfère en plus à des *āgama* communs, soit ceux que l'on vénère aussi dans le Sud, soit, plus souvent, des *tantra* monistes spécifiques comme le *Vijñāna-Bhaivara*, le *Mālinī-vijaya*, le *Rudra-yāmala* et la *Parā-triṃśikā*.

1 / L'école *Spanda* ou *Trika*, au sens étroit du terme, apparaît au début du IXe siècle. Elle s'appuie essentiellement sur les *Śiva-sūtra*, 77 vers sanskrits tenus pour révélés par Śiva lui-même, et sur la *Spanda-kārikā*. Comme toutes les autres écoles du Kaśmīr, elle est

dominée par l'imposant génie d'Abhinavagupta (env. 950-1025), auteur de commentaires sur les divers systèmes śivaïtes, d'ouvrages originaux dont le *Tantrāloka* (« Lumière sur les *tantra* »), sorte d'encyclopédie des doctrines et des procédés tantriques, et aussi de travaux fameux sur le langage et l'esthétique.

Spanda signifie « vibration ». Pour les tenants du *Trika* en effet, la mise en mouvement de la production cosmique est un acte vibrant de l'Être suprême et de son Énergie. Ce frémissement créateur, cet ébranlement originel, identique au souffle de vie *(prāṇa)*, doit être retrouvé dans le centre unique de la conscience, le « Cœur ». Des méthodes progressives sont sans doute préconisées mais l'essentiel est défini comme un « élan », une adhésion subite au Réel qui transcende complètement la division entre connaisseur et connu, et permet au *yogin* de voir l'univers entier comme son propre « corps » ou comme l'épanouissement de sa propre énergie. Tant qu'il suit la voie inférieure, celle de l'effort individuel tendu vers un seul but (ce qui représente évidemment un progrès par rapport à l'activité dispersée du commun des hommes), il ne jouit que d'un apaisement relatif ou fugace, selon la plus ou moins grande intensité de son attention. Dans la voie moyenne, celle de l'énergie, la puissance évocatoire de l'imagination *(bhāvanā)*, la maîtrise de certains dynamismes occultes (au moyen des *mantra*) lui procurent une illumination passagère, encore dépendante du monde phénoménal. La voie supérieure ou divine se caractérise par une absence totale d'appui, d'effort, de recours à quelque objet que ce soit. Elle est immédiate, fulgurante, dépourvue d'hésitation et de choix. Le signe en est l'émerveillement. Et seul peut y pénétrer triomphalement le « roi des *yogin* » *(yogīndra)*, dont la pensée ne s'attache plus à rien, pas même à une Personne divine. Cet état au-delà de tous les états est également appelé « vacuité » *(śūnyatā)*, non pas au sens d'irréalité ou de relativité universelle comme chez les bouddhistes *Mādhyamika* (avec lesquels les śivaïtes du Kaśmīr furent longtemps en contact bienveillant) – mais au sens de Conscience absolue, vide d'objets, indifférenciée, énergie foncièrement libre *(svātantrya-śakti)*.

Plus encore que cette métaphysique, ce que l'on admire, c'est l'extraordinaire richesse et audace des moyens déployés pour atteindre la Libération. Le célèbre *Vijñāna-Bhaivara* décrit ainsi 112 « ouvertures » *(mukha)* vers l'état suprême, chaque technique pouvant elle-même comporter des variantes ou des applications nuancées. Beaucoup d'instructions privilégient naturellement la vacuité (vacuité corporelle ou mentale ou contemplation d'espaces vides, d'intervalles entre les objets, entre les souffles, entre les pensées, recherche aiguë des « interstices ») mais d'autres mettent en jeu une intense énergie, une « effervescence » visant à une sorte d'effondrement ou de volatilisation de l'ego par perte de tout support ou repère : expériences de terreur ou d'angoisse, épuisement physique, douleur provoquée, rêve lucide, émotions esthétiques, joies sensuelles ou affectives, frustrations intentionnelles, jeux de mémoire, actes aussi triviaux que l'éternuement, etc. Le moindre événement quotidien, le moindre mouvement passionnel saisi sur le vif, dans sa « vibration » initiale ou bien dans son achèvement, sa résorption, peut ainsi devenir une occasion d'Éveil. « Si l'on réussit à immobiliser son intellect alors qu'on est sous l'emprise du désir, de la colère, de l'avidité, de l'égarement, de l'orgueil, de l'envie, la Réalité qui sous-tend ces états subsiste seule » (*VB* 101). C'est donc une voie qui non seulement accepte l'énergie mais qui la pousse délibérément à son paroxysme, tout l'art étant de la stopper net au bon moment et de la laisser alors refluer d'un coup vers son centre, son germe, qui se révèle source de paix suprême et de joie infinie.

2 / L'école *Kula*, originaire de l'Assam, pourrait remonter au Ve siècle. D'abord répandue dans le sud de l'Inde, elle se propagea au Kaśmīr du IXe au Xe siècle. Le mot signifie d'abord grande famille, caste noble ou clan et, par extension, organisation ou chaîne initiatique impliquant la présence réelle de la Śakti (appelée *Kuleśvarī*, « Dame des *kula* »). Comme les « parfaits » *(siddha)* et les « héros » *(vīra)*, les *Kaula*, membres de ces cercles très fermés, doivent être absolument maîtres de leurs sens et de leur pensée, avoir surmonté tous les doutes et toutes les craintes, posséder un cœur pur, libre de convoitise et d'attachement, et avoir reçu l'initiation d'un *guru* de la même lignée. A ces seules conditions ils peuvent vivre, dans un cadre rituel et protégé, certaines expériences interdites ou déconseillées aux hommes ordinaires (les *paśu* ou « bétail ») que dominent la routine et la convoitise, et même atteindre la Délivrance en utilisant des moyens qui sont, pour la plupart d'entre nous, cause de dégradation ou d'asservissement (selon l'injonction tantrique de « transformer le poison en remède »). Il s'agit donc bien d'un authentique yoga mais fort différent du yoga classique et, selon ses adeptes, plus complet puisqu'il réalise l'union des contraires, spiritualisant le corps et « corporisant » l'esprit. « On dit que le *yogin* ne peut pas jouir (du monde) et que celui qui (en) jouit ne peut connaître le yoga ; mais dans la voie des *Kaula* il y a en même temps *bhoga* (jouissance) et yoga » (*Kulārṇava-tantra* I, 23). Au moment où il accomplit le rite d'union sexuelle *(kaulayāga* ou *ādiyāga)*, le *yogin* doit être capable de s'abstraire du plaisir simplement charnel pour s'absorber dans la félicité pure *(ānanda)* qui est la nature essentielle du Soi. L'usage lucide de l'alcool (*śivarāsa*, liqueur de Śiva), la consommation

de mets excitants et la participation de la femme initiée (la *yoginī* ou la *dūtī*, « messagère ») n'ont pour but que de révéler et d'amplifier cette félicité vibrante. De telles pratiques, pour donner tout leur fruit, doivent être menées de pair avec l'ascension de la *kuṇḍalinī*. Autrement dit, ce que d'autres *yogin* réalisent sans le recours à une femme extérieure, par un processus purement endogène, est ici vécu en couple, l'Énergie ou *kuṇḍalinī* étant incarnée dans la partenaire féminine transsubstantiée en « Déesse », tandis que le mâle, représentant le pôle Conscience, s'identifie à Śiva. On conçoit le haut degré d'intériorisation et de préparation que ce rite exige de part et d'autre pour ne pas dégénérer en parodie, comme on le voit dans les milieux pseudo-initiatiques modernes qui s'en inspirent.

3 / Un courant ésotérique voisin apparaît au Kaśmīr vers la fin du VIIe siècle sous des appellations diverses : *Krama* (« progression », allusion à sa méthode gradualiste, moins directe que le *Kula*), *Mahārthadarśana* (« doctrine du sens absolu »), *Kālīnaya* (en raison de sa dévotion à la déesse Kālī), etc. Ce mouvement attribue une importance spéciale à la transmission initiatique par les femmes. On dit que l'un de ses deux premiers maîtres, Śivānanda, instruisit plusieurs *yoginī* qui à leur tour formèrent plusieurs disciples masculins. Dans certains *āgama* de l'école, c'est la Déesse qui prodigue l'enseignement en répondant aux questions de Śiva, réduit au rôle de disciple. Toutes les fonctions (création, conservation, dissolution, état ineffable, liberté), tous les aspects (conscience, félicité, volonté, connaissance, action) qui sont normalement référés au dieu se voient transférés à la Śakti. Devenue Principe suprême, se substituant à Śiva en tant que source et fin de toutes choses, elle est celle qui « vomit » l'univers et le « ravale » à la fin de chaque cycle cosmique, celle qui transforme la succession *(krama)* temporelle doulou-

reuse en Temps absolu, indivis, immuable *(mahākāla)*. On trouve d'autre part dans cette école des spéculations grandioses sur le cosmos comparé à une roue immense, homogène et parfaite, dont le moyeu est la Conscience divine, Cœur universel à partir duquel rayonnent d'innombrables énergies. Cette roue tournoie sans cesse mais si vite qu'elle paraît immobile. Placé au point central, le couple divin suscite et dirige le mouvement ; la Déesse projette l'univers (action centrifuge) et Śiva le résorbe (action centripète). Le *yogin* qui parvient au centre de la roue, où toutes les énergies sont rassemblées en mode simultané, jouit d'une paix totale en même temps que d'une ivresse merveilleuse puisqu'il peut voir à la périphérie, sans en être affecté, la ronde toujours renouvelée des expériences et des phénomènes.

Comme les *Kaula*, les initiés du *Krama* se réunissaient secrètement dans de « grands banquets » *(mahosatva)* où ils pratiquaient l'union rituelle. Mais, à rebours des méthodes inspirées par le *haṭha-yoga* et basées sur l'effort systématique, ils semblent avoir mis l'accent sur la spontanéité, la vérité naturelle de chaque individu, la perfection innée qu'il s'agit seulement de restaurer en se plaçant dans un courant vibratoire propice, une juste synergie des cœurs : orientation non étrangère aux adeptes du bouddhisme tantrique *(Vajrayāna)* contemporain qu'on appelle *sahajiyā* et dont les héritiers partiels ont été – non sans influences viṣṇuites et soufies – les Bāuls du Bengale.

4 / La quatrième école śivaïte du Kaśmīr, la plus récente, fut fondée à la fin du IXe siècle par Somānanda et systématisée par son disciple Utpaladeva. Très élaborée et raffinée sur le plan métaphysique et cosmologique, elle est en revanche spontanéiste et directe dans l'unique moyen qu'elle préconise pour accéder au « sans-accès » : la Reconnaissance (d'où le nom de ce

courant : *Pratyabhijñā*) ; c'est-à-dire la prise de conscience intuitive, immédiate, par le cœur, de Śiva en nous et dans l'univers. Cette identification du « je » individuel au « JE » universel ne requiert aucun effort, aucun projet, aucune stratégie. Elle s'épanouit d'elle-même sitôt que la pensée lâche ses constructions artificielles. L'illumination ne dépend pas d'un entraînement volontariste et progressif, comme dans la plupart des yogas, mais d'une vision instantanée de la nature réelle de n'importe quel objet perçu. Par sa simplicité vertigineuse, cette « non-voie » *(an-upāya)* n'est pas sans rappeler le bouddhisme ch'an.

Chapitre VI

LE « KUṆḌALINĪ-YOGA »

Selon la doctrine tantrique qui sert de base aux différents yogas dont il nous reste à traiter, la Réalité suprême *(Paramaśiva)* est constituée par l'union de deux principes : la Conscience (Śiva) et l'Énergie (Śakti). Métaphysiquement, cette union est éternelle et indissoluble : « Il n'y a pas de Śiva sans Śakti ni de Śakti sans Śiva. » Mais, pour que la manifestation cosmique se produise, il est nécessaire que ces deux pôles se disjoignent ; que la Conscience, en elle-même immuable, joue à s'oublier en tant que telle et à s'exprimer comme mouvement et changement ; que la Śakti, Puissance de Śiva, voile la nature de l'Un, tende sur lui une sorte d'écran pour y projeter ensuite la multiplicité chatoyante du monde phénoménal. Le rôle de la Déesse est donc de délimiter des formes dans la Conscience sans formes. Ses adorateurs (les *śākta*) ne la considèrent pas comme illusoire, à la façon des śaṅkariens, mais bien réelle, merveilleusement réelle, Mère universelle, Matrice inépuisable, inconnaissable sauf à s'identifier à Elle (leur *Sā'ham*, « je suis Elle », répondant au *So'ham*, « je suis Lui », des *vedāntin* et au *Śivo'ham*, « je suis Śiva », des purs śivaïtes).

I. — La « kuṇḍalinī »

Avant le surgissement de l'univers, Śakti repose en Śiva dans un état potentiel, totalement indistincte de lui mais contenant en elle-même toutes les impressions et tendances collectives *(saṃskāra)*, tous les vestiges karmiques laissés par les innombrables êtres des mondes résorbés. Lorsque le temps d'une nouvelle manifestation arrive, la Puissance divine se réveille et déploie le cosmos dans l'ordre d'émanation des *tattva* décrit par le sāṃkhya (voir chap. II) ou, en nombre plus grand, par les *āgama*, et dont l'aboutissement est la « Terre », c'est-à-dire non pas notre planète particulière mais la matière universelle dans son état solide. Alors, son œuvre achevée, il est dit que la Śakti « se repose », redevient *ucchiṣṭa*, « puissance résiduelle » symbolisée dans la mythologie viṣṇuite par le serpent *Śeṣa* (Vestige) ou *Ānanta* (Infini), qui supporte le monde sur ses têtes innombrables et lui assure la stabilité. Dans le tantrisme, on retrouve cette image d'un serpent femelle replié sur lui-même, endormi dans le lieu qui, chez l'homme, correspond à l'élément terre : la base de la colonne vertébrale *(mūlādhāra)*. A l'échelle cosmique, on l'appelle la « Grande Puissance enroulée » *(Mahā-kuṇḍalī)* et, dans le microcosme humain, elle est *kuṇḍalinī*, la « lovée », « celle qui forme des anneaux *(kuṇḍala)* », racine de tous les pouvoirs latents de l'être. Dès qu'elle est réveillée par les techniques appropriées, elle se déroule et s'élève en perçant un certain nombre de centres *(cakra)*, jusqu'à ce qu'elle se réunisse finalement à son « époux » Śiva dont le processus cosmogonique l'avait séparée. On appelle *kuṇḍalinī-yoga* l'ensemble des méthodes qui permettent d'accomplir ces « noces » divines.

La nature de la *kuṇḍalinī* est à la fois lumineuse *(jyotirmayī)* et sonore *(śabdamayī)*. Le premier aspect évoque le « feu » qui caractérise l'état subtil et le principe de vie ; le second se réfère à la science incantatoire qui forme une partie essentielle de ce yoga *(mantra-yoga)*. Tout ce système cependant demeure impénétrable sans une certaine connaissance du corps d'énergie tel que se le représentent les adeptes de cette voie : enseignement qui dut rester longtemps oral avant de se formuler et de s'éparpiller dans de multiples ouvrages (*tantra* hindouistes et bouddhistes, *upaniṣad* dites « tantriques », traités de *haṭha-yoga*, etc.), qui souvent paraissent se copier les uns les autres mais parfois se complètent ou, sur des points mineurs, se contredisent.

II. — Les « nāḍī »

D'après le schéma tantrique, d'ailleurs ébauché dès les *upaniṣad* védiques, le corps subtil est parcouru par une infinité de flux, de courants : les *nāḍī*. Ce mot, apparenté à *naḍa* (roseau), ne désigne pas, dans le contexte du yoga, les veines, les artères ou les nerfs du corps physique mais des lignes de direction – aussi invisibles par l'œil normal et aussi immatérielles que les « méridiens » chinois – suivies par les souffles vitaux. Ces *nāḍī*, qui partent toutes de la base du tronc, sont innombrables : plusieurs dizaines ou centaines de milliers selon les sources. Parmi elles, 72 (nombre symbolique et cyclique) ont une importance particulière ; 14 ou plus souvent 10 sont nommées qui débouchent respectivement dans la narine gauche, la narine droite, le sommet du crâne, l'œil gauche, l'œil droit, l'oreille gauche, l'oreille droite, la bouche, le sexe et l'anus. Celles qui jouent un rôle capital dans les techniques yogiques sont les trois premières : *iḍā, piṅgalā* et *suṣumnā*. Et, d'entre ces trois, une seule est « suprême, bien-aimée des *yogin* » : c'est la *suṣumnā*, « voie du milieu », « voie royale ». On la représente à l'intérieur de la colonne vertébrale, dite *Merudaṇḍa* parce qu'elle constitue l'axe du corps humain, de même que le *Meru* (le massif himâlayen où la terre semble rejoindre le ciel) est l'axe du monde. *Suṣumnā* renferme deux autres *nāḍī* concentriques, *vajrā* et *citriṇī*, la première assimilée au Soleil, la seconde à la Lune. L'intérieur de celle-ci, formant le conduit le plus central, est appelé *Brahmanāḍī* (« *nāḍī* qui mène au *Brahman* ») ou *Brahmadvāra* (« porte du *Brahman* »).

Comme ce canal est vide, c'est par sa « bouche » que pénètre la *kuṇḍalinī* pour monter jusqu'à la Conscience suprême (Śiva) située dans le péricarpe du « lotus à mille pétales », au sommet de la tête. Les *cakra* dont nous parlerons bientôt sont également placés à l'intérieur de la *suṣumnā* (elle-même à l'intérieur de la moelle épinière) et cette précision suffit à rendre absurde leur identification avec des organes corporels quelconques. De même, lorsqu'on les décrit comme des lotus *(padma)* dotés chacun d'un nombre déterminé de pétales (lesquels peuvent symboliser les courants principaux d'énergie émanant de chaque centre), il faut entendre que ces « fleurs » s'épanouissent dans l'intervalle compris entre *vajrā* et *citriṇī*, c'est-à-dire à l'intérieur de la première et autour de la seconde.

La voie médiane de la *suṣumnā*, fermée chez l'homme ordinaire, est identifiée au Feu. Les deux voies latérales, seules actives chez ce même homme, sont, comme *vajrā* et *citriṇī*, en relation avec le Soleil et la Lune : à droite *piṅgalā*, « masculine », chaude, d'un rouge vermeil ; à gauche *iḍā*, « féminine », froide, pâle ou à peine teintée de rose. Ces *nāḍī* représentent les deux pôles opposés et complémentaires de la manifestation : Śiva et Śakti, Jour et Nuit, plus et moins, expansion et contraction, inspir et expir, etc. La vie, sous tous ses aspects, est le résultat de la tension, de la lutte permanente entre ces deux forces (comparables, jusqu'à un certain point, au *yang* et au *yin* de la tradition chinoise). Aucun des êtres qui vivent dans le temps *(kāla)* n'échappe à leur alternance. Mais quand cette dualité s'abolit, parce que le Soleil et la Lune sont « dévorés » par le Feu unique qui embrase la *suṣumnā*, alors le temps est lui aussi « dévoré », la condition temporelle suspendue[1].

1. *Haṭha-yoga-pradīpikā* IV, 16-17.

Il existe deux figurations traditionnelles de ces trois *nāḍī*. La première rappelle le symbole du caducée d'Hermès : deux lignes hélicoïdales s'enroulant en sens inverse l'une de l'autre autour de l'axe de la *suṣumnā* et déterminant à leur intersection un certain nombre de nœuds, les *cakra*. *Piṅgalā* part du testicule ou de l'ovaire gauche, *iḍā* part du testicule ou de l'ovaire droit ; toutes deux, après s'être entrecroisées plusieurs fois, rejoignent la *suṣumnā* dans l'*ājñā-cakra*, entre les sourcils, avant de redescendre respectivement vers la narine droite et vers la narine gauche. Selon d'autres écoles – notamment au Kaśmīr et au Tibet – les deux *nāḍī* ne se croisent pas, elles suivent un trajet direct ou légèrement courbé, l'une à droite, l'autre à gauche du canal médian.

Dans les *tantra* bouddhistes, les trois courants correspondant à *suṣumnā*, *iḍā* et *piṅgalā* sont appelés *avadhūtī*, *lalanā* et *rasanā*. On identifie *lalanā* à la femme (Śakti), *rasanā* à l'homme (Śiva) et, sur un autre plan, la première au vide *(śūnyata)* et à la gnose *(prajñā)*, le second à la compassion *(karuṇā)* et à la méthode *(upāya)*. Cependant la semence virile *(śukra)*, comme dans le tantrisme hindou, est considérée comme « lunaire » (« blanche ») tandis que l'essence féminine (*rajas* : « rouge ») est « solaire ». Une importante tradition sexuelle initiatique, probablement mêlée d'influences taoïstes, s'est développée autour de ces notions, ainsi que des pratiques concomitantes de souffle, de visualisation et d'incantation analogues à celles du *kuṇḍalinī-yoga*. Avec non moins d'insistance que les tantriques hindous, les adeptes du *Vajrayāna* recommandent d'éviter à tout prix « la droite et la gauche » – ces « deux pièges » – pour garder la seule « voie du milieu », de « couper les deux ailes appelées Soleil et Lune » pour se fondre en *avadhūtī (suṣumnā)*, chemin du *nirvāṇa* et de la « grande béatitude » *(mahāsukha)*.

III. — Les « cakra »

Cakra signifie « roue », « cercle », « disque ». C'est bien en ce sens, par exemple, qu'en parle le śivaïsme du Kaśmīr, négligeant l'image fameuse des « lotus » qui a prévalu ailleurs ou ultérieurement : roues tournoyantes et vibrantes, comportant au total 50 rayons (les 50 pétales marqués chacun d'une lettre sanskrite dans l'autre système). D'une tradition à l'autre, le nombre de ces *cakra* varie : 4 dans le bouddhisme tantrique, 5 dans le yoga du Kaśmīr (quelquefois 12), très souvent

6 ou 7, plus rarement 9, 20, 27, 30 ou davantage. Le nombre 14, qui apparaît dans certains textes, mérite un examen parce qu'il se réfère à la cosmologie purāṇique selon laquelle l'univers est constitué de 14 mondes dont 7, dits « souterrains » ou « infernaux » (mais de nature psychique, non matérielle), correspondent à différents niveaux des jambes et des pieds du corps humain, tandis que le huitième en partant du bas, la Terre, correspond au *mūlādhāra-cakra* et les 6 autres, dits « supérieurs », à la liste classique des *cakra*, à la condition d'y inclure *sahasrāra*. La question est en effet controversée de savoir si ce centre suprême – « roue à mille rayons » ou « lotus à mille pétales » – est encore un *cakra*. En toute rigueur on peut estimer que non puisqu'il ne se trouve pas dans le corps mais *au-dessus* de lui, en position renversée lorsqu'on utilise le symbolisme du lotus, autrement dit avec la corolle tournée vers le sommet de la tête.

Les *cakra*, tels qu'ils sont décrits avec force détails dans certains manuels anciens et figurés dans une abondante iconographie, sont avant tout des supports de contemplation et d'évocation magico-spirituelle. C'est pour favoriser ce travail intérieur que l'on établit de multiples correspondances entre les centres et divers ordres de réalité : dieux et déesses, éléments, diagrammes *(yantra* et *maṇḍala)*, couleurs, lettres de l'alphabet, « semences sonores » *(bīja)* censées ouvrir les *cakra*, facultés de sensation ou d'action, pouvoirs occultes, vertus et passions, symboles animaux ou végétaux, etc. D'autres corrélations proposées dans les ouvrages occidentaux (ou dus à des Indiens occidentalisés) doivent être regardées avec prudence, soit qu'elles relèvent de la pure fantaisie individuelle, soit qu'elles mélangent les cultures les plus disparates, ou encore que, sous prétexte de « moderniser » le système et de lui donner une apparence scientifique, elles le dénaturent sans vergogne. Il n'est certes pas illégitime de chercher des connexions entre tel *cakra* et tel plexus nerveux ou telle glande endocrine mais on doit se garder d'une identification pure et simple parce qu'il s'agit de deux plans de manifestation distincts : le rôle des *cakra* est de centraliser, de stocker puis de distribuer l'énergie vitale *(prāṇaśakti)* dans les organes du corps physique ; mais eux-mêmes n'appartiennent pas à ce corps et aucune dissection anatomique ne saurait les révéler. Ne peut les « voir » et *a fortiori* agir sur eux que l'être qui s'est hissé à un niveau de conscience correspondant – cas peu fréquent si l'on écarte la simulation et l'autosuggestion.

Voici maintenant la description sommaire des principaux *cakra*[1] :

1 / *Mūlādhāra* (« support de la base »). Région du périnée. Lotus écarlate à 4 pétales. En son centre un carré jaune, emblème de la terre, dans lequel s'inscrit un triangle pointe en bas (*yoni*, sexe féminin) renfermant un *liṅga*. Enroulée trois fois et demie autour de celui-ci, la *kuṇḍalinī* endormie en couvre l'orifice avec sa tête, obstruant ainsi la « porte du *Brahman* » qui part du centre de ce *cakra* : allusion à la nécessité pour le *yogin* de transmuter son énergie sexuelle en énergie spirituelle afin de devenir *ūrdhvaretas*, celui dont la semence « coule vers le haut ». *Mūlādhāra* est en correspondance avec la force cohésive de la matière, la dureté, la stabilité, l'inertie ; avec l'odorat et le nez, la locomotion et les pieds ; l'instinct animal et le sommeil ; le système osseux ; le souffle *apāna* (toutes les énergies descendantes).

2 / *Svādiṣṭhāna* (« fondement de soi-même »). Région sacrée, au niveau des organes génitaux. Lotus vermillon à 6 pétales. En son centre un croissant de lune blanche, symbole de l'eau. Ce

1. Nous nous inspirons ici essentiellement d'un des traités les plus autorisés sur la question, *Ṣaṭcakranirūpana* (« Description des 6 *cakra* ») attribué au maître tantrique du Bengale Pūrṇānanda (XVIe s.). Arthur Avalon (Sir John Woodroffe) est le premier Occidental à avoir édité (en 1913) et traduit (en 1918) ce texte en anglais. Pour une traduction française, directement à partir du sanskrit, voir Tara Michaël, *Corps subtil et corps causal* (Le Courrier du Livre, 1979).

cakra est en relation avec la force constrictive de la matière, la fluidité ; avec le goût et la langue, la préhension et les mains ; la soif ; le système adipeux ; et bien sûr la fonction sexuelle qu'il partage plus ou moins avec le centre précédent.

3 / *Maṇipūra* (« abondance de joyaux »). Région lombaire, à la hauteur du nombril. Centre de l'élément feu. Lotus gris plombé à 10 pétales (les 10 principales *nāḍī* qui canalisent le flot des 10 souffles vitaux), dans lequel s'inscrit un triangle inversé d'un rouge orangé. *Maṇipūra* est relié à la force expansive et calorique de la matière ; au sens de la vue, des couleurs et des formes, et donc aux yeux ; à l'excrétion et à l'anus ; à la faim ; à la chair ; au souffle *samāna* (fonction digestive).

4 / *Anāhata* (le « non-battu » : ainsi appelé parce que y résonne perpétuellement le Son primordial, non produit par quelque instrument que ce soit). Région dorsale, au niveau du cœur. Lotus rouge à 12 pétales dorés contenant deux triangles isocèles entrelacés tête-bêche à la manière du sceau de Salomon : cet hexagone couleur de fumée est le *maṇḍala* de l'air. Ce *cakra* est associé à la force motrice de l'univers ; au sens du toucher et à la peau ; à l'organe sexuel et à la jouissance ; au système sanguin. Il est aussi le siège du souffle *prāṇa* (respiration, ingestion) et du *jīvātman* (l'âme incarnée).

5 / *Viśuddha* (le « purifié »). Région cervicale, au niveau de la gorge. Lotus à 16 pétales d'un violet assez sombre. Centre de l'éther, circulaire et blanc comme la pleine lune. Ce *cakra* correspond à la force de dilatation, de spatialisation ; à l'ouïe et aux oreilles ; à l'expression vocale, régie par le souffle *udāna*, et à la bouche ; au système cutané.

6 / *Ājñā* (centre du « commandement »), entre les deux sourcils, clôt la liste des *cakra* proprement dits : on retrouve du reste, au milieu de son lotus blanc à 2 pétales, un triangle blanc, pointe en bas, incluant un *liṅga*, ce qui reproduit, à un niveau supérieur, le symbolisme du *mūlādhāra*. *Ājñā* – « troisième œil » de Śiva – est le siège des facultés psychiques *(manas*, *ahaṃkāra*, *buddhi*) où sont reçues les informations sensorielles et d'où sont transmis les ordres aux organes moteurs.

Au-dessus s'étend l'espace vide où s'opère la réunion, transcendante et ultime, de Śiva et Śakti. C'est par une ouverture au sommet du crâne, la « fente du *brahman* » *(brahmarandhra)* correspondant à la fontanelle chez les nouveau-nés, que l'âme transmigrante pénètre dans le corps lors de l'incarnation et s'en échappe au moment du *samādhi* ou de la mort chez le *yogin*.

IV. — Éveil et ascension de la « kuṇḍalinī »

La *kuṇḍalinī* peut s'éveiller spontanément chez certains êtres – ce que les hindous auront toujours tendance à expliquer par une ascèse poursuivie dans des vies antérieures. Mais, le plus souvent, ce réveil est le résultat d'un entraînement acharné, reposant sur des techniques aussi dangereuses que secrètes. Les textes, souvent si obscurs sur les moyens et rédigés en langage volontairement chiffré (dit « crépusculaire » ou « intentionnel »), sont au moins clairs sur ce point : si l'on ne possède pas les qualifications requises (à commencer par un courage inébranlable) et si l'on n'est pas guidé par un maître compétent (dans ce domaine ils n'abondent pas), mieux vaut s'abstenir totalement de ces méthodes qui, mal appliquées, risquent de provoquer chez l'« apprenti sorcier » des dégâts physiques et psychiques irréversibles. Ce que l'on pourrait appeler la « pathologie kuṇḍalinienne », non seulement en Inde mais désormais dans d'autres pays où l'on ne dispose pas des mêmes garde-fous, leur donne hélas raison : névroses, psychoses, phénomènes dépressifs ou hystériques, accidents cardiaques, voire suicides ou morts subites composent quelques aspects de ce tableau, bien différent dans sa réalité des descriptions fleuries du *New Age.* C'est qu'il ne suffit pas de savoir éveiller cette énergie de base – opération déjà périlleuse et expérience rarissime. Encore faut-il avoir la capacité, une fois qu'on l'a mise en mouvement, de ne pas se laisser déborder par elle, de la maîtriser, de la « posséder »[1]. La moindre réaction

1. La *Haṭha-yoga-pradīpikā* (III, 109) compare la *kuṇḍalinī* à une jeune veuve (la Śakti dans l'état où elle a perdu son époux Śiva), qui est assise auprès de deux fleuves (symboles d'*iḍā* et *piṅgalā*) et qui doit être dévêtue de force (dépouillée des formes particulières qui la cachent) et possédée, car « elle conduit au lieu suprême ».

de peur ou de recul de la part de l'aspirant aurait pour effet immédiat de négativer cette force qui, non reconnue pour ce qu'elle est (notre propre nature sous son aspect de puissance), acquerrait alors une autonomie dévastatrice. Ajoutons qu'il n'est pas moins problématique de vouloir arrêter la *kuṇḍalinī* une fois qu'elle est tirée de son sommeil et qu'elle a commencé son ascension libératrice. Toute hésitation sur cette voie, toute « installation » complaisante dans un *cakra* – dût-elle s'accompagner de pouvoirs supranormaux – équivaut à une stagnation, sinon à une régression. Enfin l'on doit être capable, même si l'on a mené le processus jusqu'à son terme, de « redescendre », de ramener le Serpent à son état de repos, faute de quoi l'achèvement spirituel, la « sortie » du cosmos coïnciderait bel et bien avec la mort physique.

Comparable en cela à notre tradition hermétique médiévale, le *kuṇḍalinī*-yoga vise à transmuter la nature tout entière à partir de sa forme la plus grossière, la matière, et spécialement le corps humain. Ce n'est donc pas une voie de détachement ni d'isolement, comme le yoga de Patañjali ou le *jñāna-yoga*. Reparcourir en sens inverse les étapes du mouvement créateur, depuis le point le plus bas jusqu'à la Source, telle est ici la perspective. Dans cette involution, l'Énergie divine reprend en elle toutes les formes, toutes les apparences, tous les mondes qu'elle avait projetés. A chaque degré de l'ascension s'épanouit le lotus du centre correspondant ; ce lotus – refermé en bouton chez l'ignorant et pendant la tête en bas – se redresse, s'épanouit, donnant la domination d'un certain plan de conscience et d'existence. Si la *kuṇḍalinī* ne s'arrête pas dans sa remontée, chaque fois qu'elle perce un nouveau *cakra*, le principe inférieur est résorbé dans le principe immédiatement supérieur, l'effet dans la cause, le grossier dans le subtil, jusqu'à l'absorption du dernier des *tattva* dans le centre suprême. Ce *laya-yoga* (yoga de la dissolution) exige à l'évidence une puissance de visualisation exceptionnelle, la capacité de vivre effectivement dans son corps de telles transmutations alchimiques. A la différence des états médiumniques, la conscience lucide joue ici un rôle aussi actif que l'imagination créatrice. Une phénoménologie précise, traditionnellement répertoriée, accompagne d'ailleurs chaque étape. On dit par exemple que le réveil de la *kuṇḍalinī* provoque une chaleur extrêmement intense et que sa progression à travers les *cakra* est vérifiable par le fait que la partie inférieure du corps devient inerte et glacée comme un cadavre, tandis que la région traversée est brûlante. On signale aussi trois moments critiques dans ce travail, trois « nœuds » *(granthi)* : le premier ou « nœud de Brahmā » correspond à l'éveil même du Serpent dans le *mūlādhāra* qui, si préparé qu'on y soit, produit toujours un effet cataclysmique ; le second ou « nœud de Viṣṇu » se situe au niveau du cœur où l'on parle d'une « mise à mort » du *manas*, du moi pensant ; le troisième enfin ou « nœud de Rudra », dans le « troisième œil », est le plus difficile à trancher de tous, mais il ne concerne que les *yogin* qui, ayant coupé les liens sensoriels, affectifs et mentaux, restent encore attachés, de façon subtile, aux pouvoirs, phénomènes et expériences psychiques.

Il semble cependant que, si l'on suit avec rigueur la méthode, celle-ci conduise toujours aux mêmes résultats, indépendamment de toute croyance ou philosophie qu'on peut avoir. Et cette méthode est par excellence le *haṭha-yoga* qui, lorsqu'il est pratiqué sous sa forme intégrale (et non pas édulcorée comme on voit aujourd'hui), s'avère comme le moyen le plus sûr de parvenir au but cherché.

Chapitre VII

LE « HAṬHA-YOGA »

Le *haṭha-yoga* est la forme de yoga la plus connue en Occident mais pas forcément la mieux comprise. On le réduit souvent à un « yoga physique », un « yoga du corps ». Cette expression existe bien en sanskrit *(ghaṭastha-yoga)* et se justifie si l'on envisage le corps intégral, tel que le conçoivent les hindous, c'est-à-dire dans sa triple dimension causale, subtile et grossière, et impliquant, sous le second aspect, la connaissance, non seulement théorique, mais expérimentale, directe des *cakra*, des *nāḍī* et des *vāyu*. En ce cas il faut aller encore plus loin : le but de ce yoga est de transmuer le corps grossier en « corps parfait » *(siddha-deha)*, en « corps divin » *(divya-deha)* ou, comme on dit dans le bouddhisme tantrique, en « corps de diamant-foudre » *(vajra-rūpa)* incorruptible et, à la limite, « immortel ». En bref, il s'agit de réaliser la Libération dans ce corps même, « temple de Dieu », microcosme où se retrouvent à l'état latent toutes les énergies de l'univers.

On conçoit qu'une entreprise aussi ambitieuse exige une détermination et une énergie hors du commun. *Haṭha* signifie d'ailleurs « force, violence, effort violent ». On décompose le mot en *ha*, le Soleil, et *ṭha*, la Lune, ce qui nous renvoie aux deux *nāḍī* latérales, *piṅgalā* et *iḍā*, aux deux souffles *prāṇa* et *apāna* et encore à d'autres couples d'opposés que le *haṭha-yogin* se propose de réunir dans la *suṣumnā*, le canal médian. Sous sa forme supérieure, le *haṭha-yoga* coïncide donc avec le *kuṇḍalinī-yoga* ; c'est une voie héroïque, une sorte de raccourci, efficace mais aventureux, permettant de pénétrer dans l'absolu comme par effraction.

Historiquement, la tradition du « yoga de la violence » est liée à un ordre initiatique toujours vivant, quoique très déclinant, celui des *Kānphaṭa* (surnommés ainsi parce que leurs oreilles, percées lors de l'initiation, portent de grands anneaux). On les appelle encore *Nātha-siddha* ou *Nātha-yogin* ou *Gorakhnāthi*, du nom de leur fondateur Gorakṣanātha (Gorakhnāth en hindi), lui-même disciple de Matsyendranātha (Macchendra). Ces deux illustres *guru*, qui ont pu vivre au VIIe siècle (?), font partie des listes traditionnelles de 84 *siddha* (« parfaits ») vénérés aussi bien en Inde qu'au Népal et au Tibet, héros d'innombrables légendes où ils apparaissent comme de prodigieux magiciens, alchimistes, thaumaturges, sages imprévisibles. De ces adeptes à la recherche d'un corps « adamantin » provient un type de médecine dite « médecine des *siddha* », surtout pratiquée aujourd'hui dans le sud de l'Inde et remarquable non seulement par l'importance qu'elle prête à l'examen du pouls mais aussi par le fait qu'elle reconnaît les *cakra* (*mutticu* ou « nœuds » des textes tamouls) comme les carrefours principaux des souffles. Toutefois c'est à une autre médecine plus classique, l'*Āyurveda* (« Savoir sur la longévité »), que le *haṭha-yoga* emprunte la plupart de ses notions de physiologie, de pathologie, de psychologie, d'hygiène et de diététique : ainsi la distinction entre les trois humeurs vitales (vent, bile, flegme) ; l'énumération des sept substances organiques ou *dhātu* (chyle, sang, chair, graisse, os, moelle, sperme) ; celle des dix souffles ou *vāyu*, cinq majeurs (*prāṇa*, « souffle de devant », responsable de la respiration, de la déglutition, de l'ingestion de nourriture ; *udāna*, « souffle vers le haut », producteur de la parole ; *samāna*, « souffle concentré », assurant digestion et assimilation des aliments ; *vyāna*, « souffle diffusé », réglant la circulation du sang, de la lymphe, de l'énergie nerveuse et les mouvements des membres ; *apāna*, « souffle vers le bas », commandant excrétion, miction, éjaculation, menstruation, sudation) et cinq mineurs régissant des phénomènes divers (hoquet, cillement, éternuement, etc.) ; ainsi la conception de l'*ojas*, force spirituelle qui se dégage d'une énergie sexuelle maîtrisée ; ou encore, de manière plus générale, la conviction que le corps et le psychisme forment un tout indissociable et que, agissant sur l'un, on modifie inévitablement l'autre.

On possède un assez grand nombre de traités de *haṭha-yoga* issus de la tradition *Nātha* ou d'autres écoles apparentées. A part le *Gorakṣa-śataka* – le plus ancien, attribué directement à Goraknāth – trois, datant de la fin du Moyen Age, font autorité : la *Haṭha-yoga pradīpikā*, la *Gheraṇḍa-saṃhitā*, la *Śiva-saṃhitā*. Généralement peu élaborés sur le plan philosophique, ce sont des manuels avant tout techniques, des aide-mémoire inutilisables sans l'aide direct d'un expert.

I. — Les « āsana »

D'après la tradition yogique, il existerait quatre-vingt-quatre centaines de milliers de postures, ce qui revient à dire qu'il y a autant d'*āsana* que de formes de vie. Aussi les textes anciens n'en sélectionnent-ils que quelques-unes : la *Haṭha-yoga-pradīpikā* en « décrit » 15, la *Gheraṇḍa-saṃhitā* 32, la *Śiva-saṃhitā* en mentionne 84[1] mais ne s'occupe réellement que de 4. Aujourd'hui, si l'on répertoriait les différentes postures pratiquées en Inde, on arriverait certainement à un chiffre impressionnant, frôlant le millier, mais beaucoup peuvent être considérées comme des variantes des *āsana* fondamentaux. Nombre d'entre elles portent des noms d'animaux, d'autres évoquent le monde végétal, se réfèrent à des sages ou à des dieux. Chacune symbolise en quelque sorte une « matrice », un moule par lequel doivent passer tous les êtres pour parvenir à la condition humaine puis la dépasser. Comme on l'a dit à propos du yoga de Patañjali, il faut distinguer entre les postures spécialement destinées au *prāṇāyāma* et à la méditation (les deux favorites étant *padmāsana*, le lotus, et *siddhāsana*, la posture des *siddha*) et toutes sortes d'*āsana* à pratiquer debout, accroupi, sur le dos, sur le ventre, en position inversée, etc., et dont l'objectif, sans être « gymnique » au sens occidental du terme, paraît du moins davantage de fortifier la santé ou, selon l'expression consacrée, de « conquérir la mort ». Ainsi la torsion vertébrale propre à la posture de Matsyendra *(Matsyendrāsana)* stimule le feu digestif et brise le cercle des maladies (*HYP* I, 27) ; le paon *(mayūrāsana)* où l'on tient le corps horizontal en équilibre sur les mains guérit la dilatation de la rate et les fièvres *(Gheraṇḍa-saṃhitā* II, 30). Cependant ces bienfaits physiques viennent en quelque sorte « par surcroît » et l'on ne saurait envisager de pratiquer aucune posture dans ce seul but, en l'isolant de son contexte. Lorsqu'on nous dit que la posture d'extension dorsale

1. Le nombre 84, fréquent dans le symbolisme hindou, exprime une totalité. 84 = 7 × 12 (les 7 planètes et les 12 signes du zodiaque).

(paścimottānāsana) favorise la montée du souffle vital par l'arrière du corps (*HYP* I, 29), c'est évidemment à la *kuṇḍalinī* que l'on fait allusion. Tel *āsana* attire le *prāṇa* vers une partie déterminée du corps, tel autre ouvre un *cakra* spécifique ou éveille un pouvoir occulte. Mais pour obtenir des effets aussi puissants il ne suffit pas de reproduire mécaniquement la posture. Il faut d'abord se placer dans l'état de conscience et de vibration intérieure adéquat. Le corps physique « suit » le corps subtil et la souplesse légendaire du *haṭha-yogin* est – ou devrait être – plutôt un symbole, un reflet, qu'un but en soi. Il faut en outre savoir que les *āsana,* pour donner tout leur bénéfice, doivent être maintenus fort longtemps (plusieurs minutes et parfois plusieurs heures), et s'accompagner de pratiques très précises : respirations, contractions de certains organes, concentrations, visualisations, etc.

II. — Le « prāṇāyāma »

A) Purification des *nāḍī.* — Selon la tradition des *siddha*, la maladie est la conséquence d'une mauvaise circulation de l'énergie vitale à travers les *nāḍī* encombrées d'impuretés. Le blocage et la stagnation du souffle dans un de ces canaux produisent un déséquilibre qui affecte à son tour les substances organiques (les *dhātu*) et entraîne diverses affections. La première tâche du *yogin*, lorsqu'il a suffisamment affermi son corps par les *āsana*, est donc de purifier les *nāḍī* au moyen d'un *prāṇāyāma* appelé *nāḍī-śodhana.* On inspire par la narine gauche et, après une rétention accompagnée des trois *bandha* (voir plus loin), on expire par la narine droite ; puis on réinspire par la même narine droite pour expirer à gauche ; on réinspire à gauche, etc. Selon la *Gheraṇḍa-saṃhitā* (V, 55-56), ce *prāṇāyāma* comporte trois mesures : la supérieure, de 20 *mātrā* (en gros 20 secondes, le cycle complet pour inspir-rétention-expir étant de 20-80-40), la moyenne de 16 *mātrā* (16-64-32), la petite de 12 *mātrā* (12-48-24). La première provoque la transpiration, la seconde le tremblement, la troisième peut amener la lévitation. Ces durées varient selon les textes qui ne s'accordent que sur le rythme de base des trois phases : 1-4-2. La *Haṭha-yoga-pradīpikā* (II, 11) enjoint de pratiquer cet exercice quatre fois par jour, au lever du soleil, à midi, au crépuscule et à minuit, et d'accroître progressivement le nombre jusqu'à 80 *prāṇāyāma* par séance (ce qui, même en adoptant la petite mesure, occuperait près de sept heures et demie dans la journée). Le même ouvrage précise (II, 16-17) que trois mois de cette pratique régulière suffisent à purifier l'entier circuit des *nāḍī* : « Le *prāṇāyāma* correctement exécuté détruit toutes les maladies. Mais une pratique incorrecte engendre toutes les maladies : hoquet, essoufflement, toux, migraine, douleurs dans les oreilles et dans les yeux, et ainsi de suite. »

B) Les six actions. — Avant de commencer le *prāṇāyāma* ou bien au cas où celui-ci serait rendu difficile par un déséquilibre des trois humeurs (excès de graisse, d'acidité, de mucus, de gaz, etc.), on recommande d'avoir recours à six purifications *(ṣaṭkarman)* dont certaines, par leur apparence archaïque et drastique, ont de quoi rebuter nos contemporains. Il est bien spécifié toutefois que quiconque est exempt des défauts précités n'a pas besoin de se plier à ces procédés que nous évoquerons brièvement ici sans entrer dans leur détail technique souvent assez compliqué.

1 / *Dhauti*, le nettoyage interne, consiste à avaler lentement une longue bande de coton (dont on garde l'extrémité entre ses dents), à la garder un certain temps dans l'estomac tout en « barattant » ce dernier au moyen de *nauli* (voir plus loin) puis à

la régurgiter. La *Gheraṇḍa-saṃhitā*, très prolixe sur le sujet des *karman* (aussi appelés *kriyā*), mentionne d'autres formes de nettoyage interne : nettoyage stomacal *(antardhauti)*, lui-même divisé en plusieurs pratiques ; purification de la cavité buccale *(dantadhauti)*, incluant nettoyage des dents, des gencives, de la langue, des oreilles, du palais, des sinus ; nettoyage de la « poitrine » *(hṛddhauti)*, c'est-à-dire manipulations visant à déclencher le vomissement ; purification du rectum *(mūlaśodhana)*.

2 / *Basti*, le lavement, se pratique sous deux formes : dans l'eau ou « à sec ». La première technique consiste, accroupi dans l'eau jusqu'au nombril, à contracter et dilater alternativement l'anus jusqu'à aspirer (avec ou sans l'aide d'un tube) le liquide dans les intestins, l'y faire circuler puis l'expulser. Le lavement « à sec » s'exerce dans diverses postures, en aspirant non de l'eau mais de l'air.

3 / Pour réaliser *neti*, il faut d'abord introduire une fine cordelette imbibée d'huile dans une narine et la faire ressortir par la bouche. Saisissant alors les deux extrémités du fil, on le fait aller et venir et on nettoie ainsi les fosses nasales. Avec l'entraînement on peut même passer le fil d'une narine à l'autre.

4 / *Trāṭaka* est un exercice de concentration oculaire réputé guérir les maladies des yeux et, sur un plan magique, donner la clairvoyance. Il s'agit de fixer le regard, sans ciller, sur un objet très petit, comme la flamme d'une bougie ou la pointe incandescente d'un bâtonnet d'encens, jusqu'à ce que les larmes jaillissent.

5 / Dans *nauli* (de *nau*, navire) on doit contracter et isoler les muscles droits de l'abdomen puis leur imprimer un mouvement tournant, dans un sens et dans l'autre, « avec l'impétuosité d'un tourbillon » (*HYP* II, 33-34).

6 / Enfin *kapālabhāti* (« clarification de la tête ») est une forme de respiration rythmique où l'expiration, active, s'effectue brusquement et violemment par contraction des muscles abdominaux, tandis que l'inspiration, passive, revient d'elle-même, sans effort.

C) Les principaux *prāṇāyāma*. — On distingue huit formes majeures de *prāṇāyāma*.

1 / *Sūryabheda(na)* (la « percée du Soleil ») : on inspire lentement et profondément par la narine solaire (droite), on retient le souffle jusqu'à la limite de ses capacités puis on expire par la gauche (l'expiration par la droite se rencontre aussi). Ce *prāṇāyāma* stimule l'énergie dans *piṅgalā-nāḍī* que certains mettent en relation avec le système nerveux sympathique et l'hémisphère cérébral gauche.

2 / *Ujjāyī* (la « victorieuse »): on inspire par les deux narines avec une contraction partielle de la glotte qui produit un léger ronflement, on retient l'air au maximum puis on expire par la narine gauche avec le même bruissement caractéristique. Ce *prāṇāyāma* aux effets psychiques profonds a l'avantage de pouvoir être pratiqué non seulement assis mais dans n'importe quelle position, debout, couché, en bougeant ou en marchant (à condition d'omettre ou de réduire la rétention).

3 / *Sītkāri* (« émission du son *sīt* »): on inspire par la bouche en produisant le son *sī* ou *sīt*, la langue placée derrière les dents presque serrées, sans toucher le palais; on retient l'air puis on expire par le nez. Cette respiration sifflante rafraîchit le corps et s'exécute donc de préférence par temps chaud.

4 / *Śitalī* (la « rafraîchissante ») a des effets à peu près semblables. L'air est ici aspiré également par la bouche avec un son sifflant mais en roulant la langue en forme de paille.

5 / *Bhastrikā* (le « soufflet de forge ») est le plus puissant des *prāṇāyāma*, capable de briser les trois « nœuds » prâniques et d'éveiller la *kuṇḍalinī* si les *nāḍī* sont déjà purifiées. Les cycles inspir-expir s'y enchaînent avec égalité, rapidité et intensité, mobilisant le système respiratoire tout entier. La dernière inspiration est suivie d'une rétention de souffle aussi longue que possible.

6 / *Bhrāmarī* (l' « abeille ») consiste à inspirer de façon rapide et impétueuse en émettant, bouche fermée, un son semblable à celui du bourdon puis, après rétention, à expirer très lentement avec le son beaucoup plus aigu de l'abeille. Dans ses formes supérieures, cet exercice ouvre la conscience à certains sons subtils et à l'état de « non-mental » *(unmanī* ou *manonmanī).*

7 / *Mūrchhā* (l' « évanouissement ») passe pour un procédé dangereux sans une longue préparation. Il faut, après l'inspiration, retenir le souffle jusqu'à en être incommodé tout en maintenant un *jālandhara-bandha* (voir ci-dessous) très ferme ou, selon une autre tradition, en rejetant la tête en arrière, bras tendus et épaules relevées. En dépit de cet effort extrême, l'expiration qui suit doit être contrôlée et très lente (dans la seconde formule, elle se fait en baissant progressivement la tête). A en croire la *Gheraṇḍa-saṃhitā* (V, 83) « survient alors l'évanouissement du mental, ce qui provoque une joie intense ».

8 / *Plavinī* (« qui fait flotter ») est un *prāṇāyāma* plus rarement mentionné dans les traités. Il s'agit, soit par le nez, soit par la bouche d'attirer l'air dans l'estomac et de l'y maintenir le plus longtemps possible. En cas de jeûne, on affirme que cette pratique empêche les tourments de la faim. Elle permet aussi de flotter sur l'eau en gardant l'estomac gonflé d'air comme une bouée.

D) Les trois ligatures. — Toutes les rétentions de souffle doivent être accompagnées de contractions particulières : les *bandha* (« ligatures »).

1 / *Jālandhara-bandha* (la « ligature contrôlant le réseau » des *nāḍī*) s'exécute juste à la fin de l'inspir (et aussi dans les arrêts à poumons vides avec les deux autres *bandha*). On enfonce fermement le menton dans le creux de la gorge au sommet du sternum, ce qui provoque un fort étirement de la nuque. Ainsi le passage de l'air est-il entièrement bloqué, assurant une suspension du souffle sans bourdonnement d'oreilles ni pression au niveau du cœur ou de la tête.

2 / *Uḍḍiyana-bandha* (la « ligature de l'envol ») consiste à faire remonter le plus haut possible le diaphragme vers le thorax. Cette contraction se pratique en apnée, à poumons vides, mais aussi à la fin de la rétention à poumons pleins, juste avant l'expir.

3 / *Mūla-bandha* (la « ligature de la base ») s'effectue également à poumons pleins et durant l'arrêt de souffle plus ou moins prolongé qui suit l'expir. On l'interprète souvent comme une contraction de l'anus, ce qui l'apparente à la *mudrā* appelée *aśvinī* (« *mudrā* de la jument ») où l'on contracte et détend alternativement ces sphincters de façon répétée. Mais d'autres maîtres enseignent *mūla-bandha* comme une contraction, non du rectum, mais du périnée (la femme, elle, doit contracter le col de l'utérus et les muscles du vagin).

Lorsque les trois *bandha* sont tenus simultanément (on les prend en général de haut en bas et on les relâche de bas en haut), il se produit une inversion des courants d'énergie. *Āpāna*, le souffle descendant, est forcé par *mūla* et par *uḍḍiyana-bandha*, de remonter. *Prāṇa*, le souffle opposé qui, tel un « oiseau », cherche toujours à s'échapper vers le haut, est contraint par *jālandhara-bandha* de redescendre. Les deux forces contrariées se retrouvent ainsi et fusionnent dans le centre du nombril (siège de l'élément feu et du souffle *samāna*) et l'intense chaleur dégagée tire la *kuṇḍalinī* de sa torpeur.

E) *Kumbhaka*. — Comme on le sait, l'élément essentiel dans le *prāṇāyāma* est la rétention *(kumbhaka)*. Tant qu'elle exige un effort conscient, on la dit *sahita*, « accompagnée » (c'est-à-dire précédée d'une inspiration ou d'une expiration complète). Lorsque l'arrêt du souffle se produit de lui-même, sans raison apparente, on l'appelle *kevala*, « isolé », état où l'activité mentale et prânique cesse complètement. Naît alors une sorte de respiration intérieure – non sans analogie avec le « souffle embryonnaire » de la tradition chinoise – et le *yogin* peut demeurer aussi longtemps qu'il le souhaite dans une rigidité et une immobilité qui présentent les apparences de la mort mais expriment en réalité la victoire absolue sur celle-ci.

Il n'est pas rare, dans la littérature du *haṭha-yoga*, que les différents degrés du yoga classique soient évalués en termes de durée de *kumbhaka*. Ainsi, selon Gorakṣa, la rétention de type inférieur dure environ cinquante secondes, celle de type moyen une minute quarante secondes, celle de type supérieur deux minutes trente-cinq secondes. Si le *prāṇa*, ayant atteint le centre supérieur de la tête, y demeure dix minutes, c'est le *pratyāhāra* (rétraction des sens) ; s'il y demeure deux heures, c'est la *dhāraṇā* (concentration) ; un jour entier, c'est le *dhyāna* (contemplation) ; et si cette stase se maintient douze jours sans discontinuer, c'est le *samādhi*.

III. — **Les « mudrā »**

Le yoga tantrique appelle *mudrā* ou « sceaux » des procédés où la rétention de souffle, accompagnée généralement des *bandha*, se combine avec certains gestes ou postures qui « scellent » l'énergie à l'intérieur du corps ou la transfèrent vers un endroit choisi. Ils constituent la partie la plus ésotérique de ce yoga et ne peuvent être apprises que d'un maître, sous peine de se révéler dangereuses ou à tout le moins inefficaces. Les *mudrā* sont censées conférer l'état de *siddha*, avec tous les pouvoirs supranormaux qui en découlent, à celui qui les accomplit impeccablement. Leur nombre n'est pas constant. La *Gheraṇḍa-saṃhitā* en cite 25, la *Haṭha-yoga-pradīpikā* et la *Śiva-saṃhitā* 10. Nous n'en mentionnerons ici que 4.

1 / *Khecarī-mudrā* (« qui se meut dans l'espace ») revient, dans sa forme simple, à retourner la langue de sorte que la surface inférieure touche la partie supérieure du voile du palais. Mais certains *haṭha-yogin* sont capables, après une longue et délicate préparation impliquant l'incision graduelle du frein de la langue, d'allonger celle-ci jusqu'à ce qu'elle puisse atteindre l'espace entre les sourcils. Ils la ramènent alors à l'arrière de la cavité nasale et peuvent ainsi soit obstruer le passage du souffle, soit le diriger par le bout de la langue dans l'une ou l'autre narine. L'adepte expérimente alors différentes espèces de « saveurs » (salée, piquante, amère, etc.) et, à la fin, le goût du « nectar » sécrété dans le *cakra* de la Lune *(soma-cakra)* – entre *ājñā* et *sahasrāra*. Selon la doctrine tantrique, c'est ce même « élixir lunaire » qui, chez le non-initié, s'écoule vers les *cakra* inférieurs et se dégrade en semence grossière, laquelle perpétue le cycle des générations (la « voie des ancêtres » opposée à la « voie des dieux » qui est celle de la régénération purement spirituelle).

2 / *Viparīta-karaṇī* (« attitude inversée ») est une autre technique adoptée pour empêcher l'« élixir lunaire » cérébral d'être dévoré par le feu solaire, dont le domaine se trouve entre les *cakra* du cœur et du nombril. Pour cela on intervertit les positions normales : on place le Soleil au-dessus et la Lune au-dessous. Divers *āsana* sont prévus à cet effet : *śirṣāsana* où l'on se tient sur le sommet du crâne ; *sarvāṅgāsana* où l'on repose sur la nuque et les épaules avec le dos et les jambes perpendiculaires ; *viparīta-karaṇī*, au sens spécifique du terme, où le dos est à 45° par rapport au sol et aux jambes. Toutes les attitudes inversées ont la réputation de rendre la jeunesse en « remontant le temps ». Selon la *Haṭha-yoga-pradīpikā* (III, 77-82), « celui qui pratique cette *mudrā* pendant trois heures chaque jour triomphe de la mort ».

3 / *Vajrolī-mudrā* (la « *mudrā* de la foudre ») tire son nom de la *nāḍī* appelée *vajrā* ou *vajriṇī*, seconde paroi intérieure de la *suṣumnā* qui commande l'énergie sexuelle (*vajra* désigne d'ailleurs, dans le langage polyvalent des *tantra*, l'organe viril). Alors que la chasteté est obligatoire dans l'apprentissage du *haṭha-yoga* (pour des raisons d'ordre énergétique et non moral), il n'en va pas de même dans les stades avancés de cette discipline où l'union rituelle *(maithuna)* peut au contraire servir de support et d'accès à l'Éveil. Cependant il est une prescription qui revient de manière insistante dans nombre de textes tantriques, qu'ils soient hindouistes ou bouddhistes : celle de ne pas émettre la semence lors de l'étreinte : « Le *yogin* expert qui préserve son *bindu* vainc la mort. La chute du *bindu*, c'est la mort ; la vie, c'est la conservation du *bindu* » (*HYP* III, 88). La même règle vaut d'ailleurs

pour sa compagne, encore que le terme *rajas* (« rouge ») connotant la semence féminine ne doive pas être interprété de façon étroitement physiologique : plus que le sang menstruel ou les sécrétions vaginales, c'est surtout son énergie subtile, rayonnante (« solaire ») que la *yoginī* doit être capable de « fixer » elle aussi et de faire « remonter » lors de l'union afin qu'elle fusionne avec le « blanc », l'essence lunaire masculine. Les textes *sahajiyā* notamment précisent bien que chez l'homme et la femme les deux transmutations doivent être simultanées : alors le couple expérimente une « saveur commune » *(samarasa)*, une identité de ravissement hors du temps, équivalent au *samādhi* suprême obtenu dans le *kuṇḍalinī-yoga* sans partenaire. Par-delà la jouissance profane, c'est uniquement ce but transcendant que visent de telles méthodes : on rappelle d'ailleurs que l'arrêt de la semence doit, pour déboucher sur l'illumination, coïncider avec l'arrêt du souffle et l'arrêt de toute action ou réaction mentale ou psychique (une suspension absolue du *manas*). Qui ne possède pas ces « trois joyaux » ne parviendra pas au but du yoga et s'égarera en vaines prouesses techniques.

4 / *Parānmukhi-mudrā* (« *mudrā* de la face qui regarde dans l'autre sens ») consiste à se boucher les oreilles avec les pouces, les paupières avec les index, les narines avec les majeurs, tandis qu'annulaires et auriculaires s'appliquent respectivement au-dessus et en dessous des lèvres. On perçoit alors la vibration à l'intérieur de la *suṣumnā*, qui n'est autre que le Son primordial d'où dérive toute la manifestation. Les phases de l'écoute de la sonorité interne *(nāda)* correspondent aux étapes de la remontée de la *kuṇḍalinī*. On se souvient que celle-ci rencontre trois « nœuds » au cours de son ascension (voir p. 105). Lorsque le premier (« nœud de Brahmā ») est percé, on parle d'un éclat de tonnerre ou bien d'un bourdonnement intense d'essaims d'abeilles ivres. Il arrive même que la force réveillée s'élance d'un seul coup jusqu'au cœur, sans s'attarder aux *cakra* intermédiaires. Alors le *yogin* capte le son « non battu » *(anāhata)* en même temps que des tintements variés, semblables à de doux cliquetis de bracelets et de bijoux. Lorsque le second nœud (« nœud de Viṣṇu ») est rompu, la nouvelle montée de l'Energie s'accompagne d'une autre espèce de sons que l'on compare à celui des timbales[1]. Au troisième palier où la *kuṇḍalinī*, traversant le *cakra* de la gorge, s'élève jusqu'à celui situé entre les sourcils

1. Comme pour les couleurs attribuées aux *cakra*, il existe des variations dans les sons expérimentés.

(« nœud de Rudra »), retentit le son du tambour. Enfin, quand la Déesse, ayant détruit ce dernier obstacle, pénètre l'orifice central au sommet de la tête, on mentionne un son de flûte ou de *vīnā* (luth à sept cordes). Le Son intérieur est pareil au chasseur qui, au moyen d'un piège (le son des clochettes), attire puis perce de sa flèche (son souffle) le daim (animal rapide, inquiet, symbole du mental). Quand celui-ci meurt, c'est le *samādhi*, le Silence. On dit alors que la voie s'arrête. En réalité, pour qui est parvenu au terme de la voie, il n'y a plus de voie ou, mieux, tout est voie.

Comme dans le yoga de Patañjali, le *samādhi* constitue donc le couronnement du yoga tantrique. Les *haṭha-yogin*, du reste, emploient volontiers le terme *rāja-yoga* pour désigner cet aboutissement suprême : « Il ne peut y avoir de perfection si l'on pratique le *haṭha-yoga* seul sans le *rāja-yoga,* ou le *rāja-yoga* seul sans le *haṭha-yoga.* C'est donc par la pratique des deux que l'on atteint la perfection » (*HYP* II, 76).

Cette perfection, pour l'essentiel, coïncide avec celle obtenue par les différents yogas que nous avons déjà analysés. Mais l'accent mis sur la puissance, sur l'aspect dynamique du divin y ajoute une couleur particulière. Le *yogin* tantrique n'est pas seulement un « libéré », c'est surtout un homme *libre*, activement et surnaturellement libre. Il est « celui qui agit à son gré », « pour qui il n'y a ni péché, ni vertu, ni ciel, ni renaissance »[1]. Il n'a pas « isolé » l'Esprit de la Nature ; il ne s'est pas davantage dissous en la Personne divine. Il a au contraire réuni ce qui était illusoirement séparé, dès cette vie-ci, en ce corps même.

1. *Mahānirvāṇa-tantra,* XIV, 126.

CONCLUSION

Si les pages qui précèdent ont pu donner quelque idée de l'immense richesse de la tradition yogique, elles n'ont pas cherché à résoudre une question que se poseront certains lecteurs : le yoga, gloire du passé de l'Inde, a-t-il encore un avenir, en elle ou hors d'elle, sous des formes plus ou moins adaptées ? En ce qui concerne le premier point, reconnaissons combien il serait ridicule, non seulement de vaticiner, mais même d'exprimer des affirmations catégoriques à propos d'un pays six fois grand comme la France, abritant un milliard d'habitants, où l'on parle des centaines de langues ou dialectes et où des rites vieux de plusieurs millénaires coexistent avec des comportements qui n'ont rien à envier par l'efficacité ou l'artifice à ceux des technocrates occidentaux. Il serait temps de cesser de croire que l'Inde est uniquement peuplée de fous de Dieu, de rêveurs mystiques et de charmeurs de serpents. Elle est aussi – et elle a toujours été – une terre de savants, de logiciens, de mathématiciens, où l'on n'a jamais cessé d'honorer l'intelligence sous tous ses aspects et dans tous ses jeux. Une de ses forces, qui peut précisément lui permettre de ne pas vivre yoga et progrès scientifique en opposition, est que, selon elle, savoir objectif, analytique et connaissance absolue, métaphysique ne peuvent ni se contredire ni se concilier ni se concurrencer, n'étant pas de même nature et n'opérant pas dans le même ordre de réalités. Science, philosophie et, dans une large mesure, religion relèvent, selon le point de vue yogique, du « mental » et du mental seulement. Or celui-ci n'est qu'une faculté – d'ailleurs hypertrophiée chez l'homme moderne –, un outil servant à fonctionner dans le monde et à y maintenir un minimum ou un semblant de cohésion, mais qui se révèle encombrant et même nocif dès que l'on veut acquérir la liberté intérieure (on ne peut, autrement dit, se libérer de la pensée au moyen de la pensée). Aussi qui prétendrait « étudier » le yoga à la façon d'une science objective, le « comprendre » sans le vivre, aboutirait-il rapidement à une impasse : selon l'expression indienne, on ne peut connaître un fruit à moins de le manger.

Dans le domaine du yoga, la maîtrise ne se mesure ni à la célébrité ni au nombre de disciples. De même que Râmakrishna a illuminé le XIXe siècle indien, deux *yogin* ont acquis dans le XXe un rayonnement universel : l'un, Râmana Maharshi (1879-1950), parce que, enseignant essentiellement par la présence silencieuse, plus encore que par le dialogue initiatique, il incarne une sorte d'archétype intemporel du Sage ; l'autre, Shrî Aurobindo (1872-1950), parce que, pénétré à la fois de culture occidentale et orientale, il a su proposer avec son « yoga intégral » un instrument d'évolution de l'humanité vers un état supérieur ou « supramental ». Mais, à côté de ces deux géants, d'autres maîtres, moins fameux, parfois presque inconnus, ont perpétué jusqu'à nos jours, avec compétence et probité, les diverses traditions du yoga. On peut même citer le cas d'un homme étonnant – souvent désigné par ses initiales U. G. – qui, tout en rejetant quelque tradition que ce soit, en utilisant un langage violemment iconoclaste et subversif, retrouve en fait la source de la plus authentique spiritualité indienne.

L'Inde de ce siècle a aussi enfanté un certain nombre de charlatans, généralement plus appréciés à l'étranger que dans leur pays d'origine : gourous d'exportation, animés d'un feu plus commercial que sacré, experts en postures acrobatiques passant pour d'éminents *haṭha-yogin*, habiles psychologues transformés en maîtres spirituels, voire en Messies. C'est malheureusement souvent à travers ces sources troubles que l'Occident a découvert le yoga ou le tantrisme – comme, à d'autres moments, selon les modes, il a découvert le bouddhisme zen ou le taoïsme.

A ceux qui malgré tout ne se sont pas laissé prendre à ces leurres, le yoga, au contraire, a plu par la « neutralité » de ses techniques, son absence de moralisme et de dogmatisme, le caractère méthodique, volontariste des progressions qu'il propose. Si l'on excepte tel ou tel yoga de type dévotionnel ou sectaire, on n'a pas besoin en effet de croire en quelque divinité spécifiquement hindoue pour pratiquer *āsana*, *prāṇāyāma* ou concentration ; on peut très bien soit garder sa religion d'origine – ce que conseillent volontiers les maîtres indiens et tibétains – soit n'en avoir aucune, du moins au sens formel du terme. Pour appliquer l'idéal de l'action désintéressée tel que l'enseigne la *Bhagavad-gītā*, il n'est pas nécessaire non plus d'adhérer à toutes les valeurs particulières de l'hindouisme. Rien de plus dépouillé, de plus universel que la question « Qui suis-je ? » que se pose inlassablement le *jñāna-yogin.*

Reste que le yoga, s'il veut garder sa sève et son souffle, ne doit pas aller trop loin dans les concessions et les amalgames, en se diluant dans une mentalité passe-partout qui tend à confondre le spirituel et le culturel et à réduire la sagesse à un vague « art de vivre ». Le but qu'il fixe à l'être humain est infiniment plus élevé. Mais on ne l'atteint que quand on ne le désire plus, quand il n'y a plus d'individu pour l'obtenir.

BIBLIOGRAPHIE

OUVRAGES GÉNÉRAUX

Biardeau (Madeleine), *Clefs pour la pensée hindoue*, Paris, Seghers, 1972.

Biès (Jean), *Littérature française et pensée hindoue*, Paris, Klincksieck, 1973.

Daniélou (Alain), *Yoga, méthode de réintégration*, Paris, L'Arche, 1951.

Droit (Roger-Pol), *L'oubli de l'Inde, une amnésie philosophique*, Paris, PUF, « Perspectives critiques », 1989.

Éliade (Mircea), *Techniques du yoga*, Paris, Gallimard, 1948 ; *Le yoga, immortalité et liberté*, Paris, Payot, 1954 ; *Patañjali et le yoga*, Paris, Éd. du Seuil, 1962.

Filliozat (Jean), « Le yoga » dans *L'Inde classique*, Manuel des études indiennes, p. 44 et s., t. II, École française d'Extrême-Orient, Paris, 1953, rééd. Adrien-Maisonneuve, Paris, 1985 ; *Les philosophies de l'Inde*, Paris, PUF, « Que sais-je ? », n° 932, 1970 ; *L'Inde vue de Rome* (en collab. avec Jacques André), Paris, Les Belles Lettres, 1986.

Gonda (Jan), *Les religions de l'Inde,* I : *Védisme et hindouisme ancien*, Paris, Payot, 1962 ; II : *L'hindouisme récent*, Paris, Payot, 1965.

Guénon (René), *Introduction générale à l'étude des doctrines hindoues*, Paris, Éd. Véga, 1921 ; *L'homme et son devenir selon le Vedânta*, Paris, Éditions traditionnelles, 1925 ; *Études sur l'hindouisme*, Paris, Éditions traditionnelles, 1970.

Michaël (Tara), *Yoga*, Paris, Éd. du Seuil, « Points sagesse », 1995 ; Termes techniques du Yoga, dans *L'Encyclopédie philosophique,* t. III, Paris, PUF, 1989 ; Les œuvres majeures (en sanskrit) traitant du yoga, dans *L'Encyclopédie philosophique,* t. IV, Paris, PUF, 1989 ; *Le yoga de l'Éveil dans la tradition hindoue*, Paris, Fayard, « L'Espace intérieur », 1992.

Varenne (Jean), *Le yoga et la tradition hindoue*, Paris, Denoël, « Bibliothèque de l'irrationnel », 1973.

Zimmer (Heinrich), *Les philosophies de l'Inde*, Paris, Payot, 1953, rééd. 1985.

CHAPITRE I

Sur le yoga dans les *upaniṣad* majeures ou anciennes

Senart (Émile), la *Chāndogya-upaniṣad*, trad. et comment., Paris, Les Belles Lettres, 1930 ; La *Bṛhad-ārayaka-upaniṣad*, trad. et comment., Paris, Les Belles Lettres, 1934.

Toutes les autres *upanișad* majeures ont été traduites et publiées sous la direction de Louis Renou entre 1943 et 1952 chez Adrien-Maisonneuve, Paris.
Aurobindo (Shri), *The Upanishads* (12 up. majeures), Aurobindo Ashram, 1972.
Lebail (Patrick), *Six upanishads majeures*, Paris, Le Courrier du Livre, 1971.
Radhakrishnan, *The Principal Upanishads* (12 up. majeures et 6 mineures), Londres, George Allen & Unwin, 1953.

Sur yoga et jaïnisme

Du Breuil (Paul), *Les Jaïns de l'Inde*, Paris, Aubier, 1990.
Shântâ (N.), *La voie jaina*, Paris, OEIL, 1985.
Williams (R. H. B.), *Jaina Yoga*, Londres, Oxford University Press, 1963.

Sur yoga et bouddhisme

Coomaraswamy (Ananda K.), *Hindouisme et bouddhisme*, Paris, Gallimard, 1949.
Evans-Wentz (W. Y.), *Le yoga tibétain et les doctrines secrètes*, Paris, Adrien-Maisonneuve, 1938 ; *Le livre tibétain de la Grande Libération*, Paris, Adyar, 1960.
Lamotte (Étienne), *Le traité de la Grande Vertu de Sagesse* (*Mahāprajñāpāramitrāśāstra*), Louvain, 1949-1976, 2 vol.
La Vallée-Poussin (Louis de), *Le bouddhisme et le yoga de Patañjali*, dans *Mélanges chinois et bouddhiques*, V, Bruxelles, 1936-1937, p. 223-242.
Sailley (Robert), *Le bouddhisme « tantrique » indo-tibétain ou « Véhicule du Diamant »*, Sisteron, Éd. Présence, 1980.
Silburn (Lilian), *Le bouddhisme*, textes traduits et présentés sous la direction de L. S., Paris, Fayard, 1977.
Snellgrove (David L.), *The Hevajra Tantra*, Londres, Oriental Series, Oxford University Press, 1959 ; *Indo-Tibetan Buddhism*, Londres, Serindia Publications, 1987.

CHAPITRE II

Sur le *sāṃkhya*

Chakravarti (Pulinbihari), *Origin and Development of the Sāṃkhya system of thought*, New Delhi, Munshiram Manoharlal, 2e éd., 1975.
Esnoul (Anne-Marie), *Les strophes du Sāṃkhya* avec les comment. de Gauḍapāda, Paris, Les Belles Lettres, 1964.
Larson (Gerald James), *Classical Sāṃkhya, an interpretation of its history and meaning*, Delhi, Motilal Banarsidass, 1re éd., 1969.
Mainkar (T. G.), *Sāṃkhya-kārikā* of Īśvarakṛṣṇa with Gauḍapāda Bhāṣya, Poona, Oriental Book Agency, 1re éd., 1964.
Mukherjee (Prithwindra), *Le Sāṃkhya*, Paris, Sources, méditations, applications, Épi SA, 1983.
Shraddhananda Giri (Swami), *Sāṃkhya-kārikā*, Paris, Éd. du Trigramme, 1990.

CHAPITRE III

Sur le *rāja-yoga*

Dr Ballantyne et Govind Śastri Deva, *Yoga-sūtra of Patañjali with Bhoja Raja's commentary*, Delhi, Indological Book House, 1971.

Esnoul (Anne-Marie) et Silburn (Lilian), *Yoga-sūtra de Patañjali, dans L'hindouisme*, Paris, Fayard/Denoël, 1973.

Hariharānanda Araṇya (Swāmi), *Yoga Philosophy of Patañjali*, text and Vyāsa's commentary translation, University of Calcutta, 1963.

Papin (Jean), *La voie du yoga* (*Yoga-darśana*), les aphorismes de Patañjali, introd. et trad., Paris, Dervy-Livres, 1984.

Râma Prasâda, *Patañjali's Yoga-sūtra, with the commentary of Vyāsa and the gloss of Vācaspatimiśra*, Delhi, Oriental Reprint, Munshiram Manoharlal, 1982 (1re éd. Allahabad, 1912).

Woods (James H.), *The Yoga-System of Patañjali*, Harvard Oriental Series, vol. 17, 1914.

CHAPITRE IV

Bhagavad-gītā

Aurobindo (Shri), *La Bhagavad-gītā*, trad. franç. de Camille Rao et Jean Herbert, Paris, Albin Michel, « Spiritualités vivantes », 1970.

Esnoul (Anne-Marie), et Lacombe (Olivier), *La Bhagavad-gītā*, trad., introd. et comment., Fayard, 1972 ; Paris, Éd. du Seuil, 1976.

Sur le *karma-yoga*

Tilak (Bal Gangadhar), *Gītā-Rahasya* or *Karma-Yoga*, Poona (2e éd., 1965).

Sur le *bhakti-yoga*

Chakravarti (Sukumar), *Caitanya et sa théorie de l'Amour divin*, Paris, PUF, 1933.

Esnoul (Anne-Marie), *Rāmānuja et la mystique vishnouite*, Paris, Éd. du Seuil, coll. « Maîtres spirituels », 1964.

Herbert (Jean), *L'enseignement de Râmakrishna*, paroles groupées et annotées, Paris, Albin Michel, 1949.

Silburn (Lilian), *La Bhakti dans le śivaïsme du Kaśmīr*, Publications de l'Institut de civilisation indienne, Paris, Éd. E. de Boccard, fasc. 19, 1964.

Tyagisananda (Swami), *Nârada-bhakti-sûtra*, Madras, Sri Râmakrishna Math, 1967.

Sur le *jñāna-yoga*

Jagadananda (Swami), *Upadesa-Sâhasri, a thousand teachings of Çankarâcârya*, Madras, Sri Râmakrishna Math, 1970.

Mahadevan (T. M. P.), *The Wisdom of Unity* (*Manîsâ-pañcakam* of Çankârâcarya), Madras, Ganesh & Co, 1967.

Nikhilananda (Swami), *Atma-bodha, Self-Knowledge* of Çankârâcarya,

Madras, Sri Râmakrishna Math, 1967 ; *Vedântasâra or the Essence of Vedânta* of Sadânanda, Calcutta, Advaita Ashrama, 1968.
Sauton (Marcel), *Le plus beau fleuron de la discrimination (Vivekacūḍamaṇi)* par Çankârâcarya, Paris, Adrien Maisonneuve, 1946.
Tattvananda (Swami), *The Quintessence of Vedânta (Sarva-vedânta-siddhânta-sâra-sangraha)* of Çankârâcarya, Ernakulam, Sri Râmakrishna Advaita Ashrama, 1960.
Vimuktananda (Swami), *Aparokshanubhuti or Self-realisation* of Çankârâcarya, Calcutta, Advaita Ashrama, 1966.

CHAPITRE V

Sur le yoga śivaïte

Baret (Éric), *Les crocodiles ne pensent pas*, Boucherville, Éd. de Mortagne, 1994 ; *L'eau ne coule pas : le yoga de la non-dualité*, Gordes, Éd. du Relié, 1995.
Brunner (Hélène), *Mṛgendrāgama*, sections des rites et du comportement, trad., introd. et notes avec trad. d'un comment. sanscrit, Pondichéry, Institut français d'indologie n° 69, 1985, diffusion Maisonneuve.
Chattopadhyaya (Sudhakar), *Evolution of Hindu Sects*, New Delhi, Munshiram Manoharlal, 1970.
Ghurye (G. S.), *Indian Sadhus*, Bombay Popular Prakashan, 1953.
Hulin (Michel), *Mṛgendrāgama*, sections de la doctrine et du yoga, trad., introd., notes et trad. de deux comment. sanscrits, Pondichéry, Institut français d'indologie n° 63, 1980, diffusion Maisonneuve.
Lakshman Jî (Swami), *Le shivaïsme du Cachemire*, Paris, Les Deux Océans, 1989.
Lorenzen (David N.), *The Kāpalikas and Kālāmukhas, two lost śaivite sects*, New Delhi, Thomson Press (India) Limited, 1972.
Michaël (Tara), *La légende immémoriale du dieu Shiva, le Shiva-purâna*, Paris, Gallimard, Connaissance de l'Orient, « Unesco », 1991.
Papin (Jean), *Tantra et Yoga*, Paris, Dervy Livres, 1988.
Papin (Jean) et Tikhomiroff (Christian), *Le banquet de Shiva*, Paris, Dervy, 1998. Vol. I : *Pratiques et philosophie du Yoga tantrique,* par C. Tikhomiroff. Vol. II : *Joyau des* Tantra *ou le festin déroutant,* par Jean Papin.
Sailley (Robert), *Çiva et le çivaïsme*, aperçu historique et philosophique, Paris, 1991.
Silburn (Lilian), Le *Paramārthasāra*, Paris, Publications de l'Institut de civilisation indienne, Ed. E. de Boccard, fasc. 5, 1957 ; Le *Vijñāna-Bhairava* (même éditeur, fasc. 15, 1961) ; *Hymnes de Abhinavagupta* (fasc. 31, 1970) ; *Śivasūtra* et *Vīmarsinī de Kṣemarāja* (fasc. 47, 1980).

CHAPITRES VI ET VII

Sur le *kuṇḍalini* et le *haṭha-yoga*

Avalon (Arthur) (Sir John Woodroffe), *The Serpent Power*, 6e éd., Madras, 1958, Ganesh & Co, trad. franç. par Charles Vachot : *La puissance du serpent*, Paris, Dervy-Livres, 1970 ; *Śakti and Śākta*, 5e éd.,

1959, Ganesh & Co.; *Introduction to Tantra Śāstra*, 4e éd., 1963, Ganesh & Co.; *The Great Liberation (Mahānirvāṇa Tantra)*, 4e éd., 1963, Ganesh & Co.

Briggs (George Weston), *Gorakhnāth and the Kānphata Yogīs*, Calcutta, Motilal Banarsidass, 1re éd., 1938, reprint Delhi, 1973.

Brosse (Thérèse), *Études instrumentales des techniques du yoga*, Paris, 1963-(1976).

Evola (Julius), *Le yoga tantrique*, Paris, Fayard, 1971.

Kuvalayananda (Swami), *Gorakṣa-śataka*, trad. angl., Lonavla, 1964.

Ma Yogashakti (Parivrajika), *Science of Yoga* (trad. angl. de la *Gheraṇḍa-saṃhitā*), Bombay, Jaico Publishing House, 1964.

Michaël (Tara), *Haṭha-Yoga-Pradīpikā*, trad., introd. et notes, Paris, Fayard, 1974; *Koundalini, l'énergie évolutrice en l'homme*, Paris, Le Courrier du Livre, 1978; *Corps subtil et corps causal*, Paris, Le Courrier du Livre, 1979.

Papin (Jean), *Le yoga du corps : la Gheraṇḍa-saṃhitā*, trad. et comment., Paris, Dervy, 1992.

Satyananda Saraswati (Swami), *Haṭha-yoga-pradīpikā*, texte sanscrit, trad. et comment., trad. de l'anglais par Micheline Flak et Anne-Marie Mourot, Paris, Satyanandashram, 1991.

Silburn (Lilian), *La Kuṇḍalinī ou l'énergie des profondeurs*, Paris, Les Deux Océans, 1983.

Varenne (Jean), *Upanishads du Yoga*, trad. et notes, Gallimard, Connaissance de l'Orient, « Unesco », 1971.

Vasu (Sris Chandra), *Gheraṇḍa-saṃhitā*, trad. angl., « Sacred Books of the Hindus », Adyar, 1933.

Vidyarnava (Srisa Chandra), *Śiva-saṃhitā*, trad. angl., « Sacred Books of the Hindus », Allahabad, 1923.

TABLE DES MATIÈRES

Introduction 3

Prononciation des termes sanskrits 9

Chapitre I — **Premières formulations du yoga et yogas non brahmaniques** 11

I. Les origines du yoga, 12 — II. Yoga et *tapas*, 14 — III. Le yoga dans les *upaniṣad* védiques, 16 — IV. Yoga et jaïnisme, 21 — V. Yoga et bouddhisme, 26.

Chapitre II — **Les bases doctrinales du yoga classique : le *sāṃkhya*** 33

I. L'Esprit, 37 — II. La Nature et ses composantes, 38 — III. Les productions de la Nature, 40 — IV. Corps transmigrant et Délivrance, 43.

Chapitre III — **Le yoga de Patañjali ou « yoga royal »** 47

I. La structure psychique, 48 — II. Les disciplines préliminaires, 52 — III. La posture méditative et la discipline du souffle, 55 — IV. Concentration et méditation, 57 — V. *Samādhi* avec cognition, 59 — VI. Les pouvoirs supranormaux, 63 — VII. Le *samādhi* suprême et l'état de « délivré vivant », 65.

Chapitre IV — **Action, amour, connaissance : le triple yoga** 67

I. Le *karma-yoga*, 69 — II. Le *bhakti-yoga*, 71 — III. Le *jñāna-yoga*, 76.

Chapitre V — **Le yoga śivaïte** 81

I. Śivaïsme du Sud, *Pāśupata* et sectes apparentées, 82 — II. Le śivaïsme tantrique du Kaśmīr, 88.